吃一周就有感

醫師娘終生瘦用
減醣料理

有效逆轉肥胖、高血糖、癌細胞 的健康飲食

日本減糖飲食研究專家 小野千穗——著

德國自然療法醫師 Dr.克勒醫師 / 台灣樸園有機事業創辦人 黃火盛
——監製

Part
1

減肥自己控制血糖，超簡單！

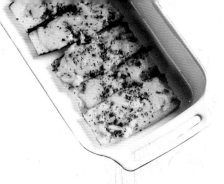

我家廚房是「限制糖質飲食的實驗室」

吃「仿食」，避免澱粉主食── 41

灑淚水─「安心巧克力」的威力── 42

一個星期就能減肥── 43

Part 2

專訪 Dr. 克勒醫師：

減糖飲食 50 個關鍵！

限制糖質飲食基本知識── 46

1. 自己能不能知道有糖尿病，包括前期？── 47

2. 如何能知道自己有糖尿病的風險？── 48

3. 空腹血糖值和糖化血色素正常的人，還要管理血糖嗎？如何做？
   ── 49

4. 如果糖尿病不治療的話，會出現什麼狀況？── 51

5. 我的糖化血色素（HbA1c）的數值 6，有沒有罹患糖尿病的風險？
   ── 52

6. 我的朋友服用降血糖的藥控制血糖，吃藥能避免糖尿病嗎？── 53

7. 血糖和年齡有沒有關係？── 53

8. 第一型糖尿病和第二型糖尿病有何差異？── 54

9. 第一型糖尿病應該一輩子打胰島素嗎？── 54

10. 亞洲肥胖的人比西方人少，為何罹患糖尿病的人較多？── 55

11. 肥胖怎麼引起糖尿病── 56

12. 如何知道自己的胰臟分泌多少胰島素量？── 57

13. 碳水化合物和糖質有什麼區別？── 57

實踐限制糖質飲食，自己控制血糖── 58

14. 實施限制糖質飲食，應避免吃什麼食物？── 58

15. 我什麼時候開始限制糖質飲食才對？── 60

16. 進行限制糖質飲食後，血糖值正常，就代表患糖尿病的風險消失
    嗎？── 61

17. 目前吃降血糖藥，可以開始限制糖質飲食嗎？── 61

18. 「斷食」對限制糖質飲食的人好嗎？── 62

19. 限制糖質的人可以吃水果嗎？── 62

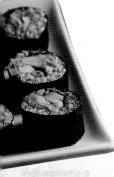

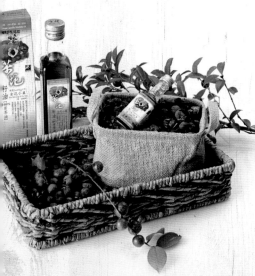

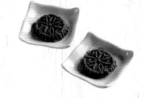

Part 3

實踐減糖的健康飲食

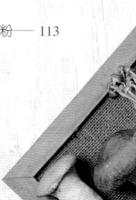

Part
4

減糖健康廚房

萬用高湯

〈減糖健康廚房：無澱粉美味主食〉

基本仿飯

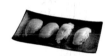

手握壽司

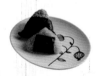

仿飯變化款

海苔捲壽司

〈減糖健康廚房：無澱粉美味蔬食〉

〈減糖健康廚房：點心、蛋糕、餅乾〉

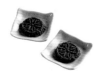

低糖餅乾

〈 減糖健康廚房：飲品、巧克力、冰淇淋 〉

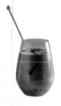

超人氣的零卡飲品

終於可以吃減糖冰淇淋！

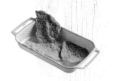

附錄 / 食材糖質含量速查表

身體無負擔的低糖巧克力

「減糖料理」是現代人保命的健康飲食

王群光醫師

台大醫學士、王群光自然診所院長
台灣腦波自律神經醫學會理事長

本書的重點在於示範如何運用垂手可得的食材，做成色香味俱全的減糖創意料理，讓人吃得舒服愉快、吃得飽，即使已經罹患糖尿病者，也可以作為「低糖飲食」的指引。

分析人類母親供應給一位 10 個月大嬰兒乳汁的成分，就可以發現其中糖佔熱量來源的 47.7%、蛋白質佔 6.8%、脂肪酸佔 45.4%，可見脂肪酸的重要性。由於人所吃下的蛋白質，有 50% 會轉化成葡萄糖，因此，患了油脂恐懼症而以碳水化合物、澱粉、肉類為主食的現代人，糖竟然佔據了能量來源的 70 ～ 90%，這也是許多新陳代謝疾病的源頭。

以前我也是無知的高糖、高蛋白、低油脂飲食擁護者，增胖到 88 公斤，現在是 6 字頭，後來罹患了降血糖藥物及胰島素都發揮不了作用的嚴重糖尿病，糖化血色素高達 13.5%（正常值 6% 以下），由於我細胞粒腺體中，燃燒葡萄糖的引擎已經損壞光了，只能斷然執行比本書所提倡的「低糖飲食」更為嚴格的「斷醣生酮飲食」，才得以在不必依賴任何藥物的情況下保住性命。

我把控制醣類攝取的飲食方式分為「常醣生酮飲食」（糖佔熱量來源不超過 50%）、「低醣生酮飲食」（糖佔熱量來源的 10% ～ 40%）以及「斷醣生酮飲食」（糖佔熱量來源的 2%）；兒童、青少年、成人，只要能採用「常醣生酮飲食」就不錯了，如果能夠降低醣的比例，提升脂肪酸在食物中的熱量百分比，對健康絕對有加分作用。

糖尿病所引發的併發症很多，「高糖飲食是大部分慢性疾病的源頭」，這說法一點都不誇大。本書所提倡的低糖料理不啻是每一位尚未罹患糖尿病者的保命飲食。

11

活動量減少，減糖是趨勢

榮新診所營養師　李婉萍

　　現代人的生活型態跟以前的農村時期的作息大不相同，以前的人每天生活都在勞動務農，而我們現代人的活動量少，相對身體所需要的熱量也變少了，而提供熱量的三大營養素為醣類、蛋白質、脂肪，大家猜一猜19 歲的年輕人與 65 歲的長輩，誰的蛋白質需求比較高呢？

　　應該是年輕人吧？因為年輕需要的熱量多啊！也有人猜應該是長輩吧！現在不是要預防老化的肌少症？答案是都一樣。更進一步應該說健康的人，蛋白質的攝取量是依照每公斤體重以及身體需求（如疾病、孕期等等）而給予的建議值，而不是用年齡做區別，蛋白質在體內是很多重要物質的前驅物，如免疫物質、消化酵素、膠原蛋白等，不管我們年齡增長多少，這些營養素的必要性還是不變的。

　　而脂肪與荷爾蒙和體內各細胞膜的健康息息相關，當減重缺乏油脂時，也會造成月經異常。醣類是提供我們熱量的第一優先選擇，但我們從站到久坐的生活型態會減少許多熱量消耗，醣類相對攝取就要變少，甚至要斤斤計較飲食選擇的內容，切記「減糖不是無糖」，這本書提供的減糖飲食是現代人維護健康很好的起始點，有詳解的步驟與流程，並且提供簡單又美味的食譜，讓讀者有明確的方向可以執行，減糖也要減的健康，大家一起來動員吧！

減糖飲食讓自己健康快樂過每一天

洪泰雄

國立台灣大學簡任秘書兼註冊組主任
國立台灣大學生物產業傳播暨發展學系兼任講師（教授營養教育與傳播課程）
中原大學通識教育中心兼任助理教授（教授飲食自覺與管理課程）

　　當我拿到書稿時，發現本書監製黃火盛先生是我已認識二十多年的好友，他是我接觸有機食品的第一人，人生真是一連串的偶遇與緣份。閱讀新書初稿之後，覺得這是一本肥胖、糖尿病、代謝症候群必讀的好書，改善健康確實應該從飲食營養開始管理。

　　衛福部在國民飲食指南，規定人人每天要攝食九蔬果，得到均衡的營養素，補充足夠的膳食纖維，可延緩腸道消化時間，有利脂肪、醣類代謝，以獲得健康的身體，但是現代人飲食大多過於精緻化，熱量攝取過量導致身體無法負荷，形成各種文明的慢性病，長期依賴藥物或打針。

　　在世界各國限制糖質的減糖飲食概念，已經廣為被大眾接受，甚至影響很多肥胖者成功瘦身，以及幫助糖尿病患者擺脫注射胰島素的夢魘，我也曾經創造「35921」的飲食原則，也就是先吃蛋白質（一個低升糖指數的食物），不會讓血糖值快速上升，不用操勞胰臟，也不會產生胰島素阻抗的問題，對於改善糖尿病及瘦身有一定的幫助。

　　《醫生娘 10 分鐘減糖廚房》作者小野千穗以自身（糖尿病前期）的經歷，為了要避免攝取精緻澱粉及糖質，花了很多時間研究世界各國的限制糖質飲食，並且發明了很多無澱粉及低糖的食物，成功改善血糖值，解除了糖尿病的危機，徹底恢復健康，並幫助許多親友成功減輕體重，用健康的飲食創造樂活的新生命，非常值得肯定與學習。

限醣之後的人生，怎麼會這麼美好啊！

「我可是生活家」臉書專業版主　娜塔

這幾年台灣瘦身界吹起了限醣飲食風，我很慶幸這次終於跟對了，讓我胖了二十年的失落歲月終於重現光明。原本難瘦至極的我，不但在短期內瘦下來，還因為限醣漸漸養成不易復胖的體質，這種感動是我減肥史上的第一次，也是讓我得以堅持並不斷強力推薦限醣的原因！

限醣之後的生活是無限美好的，除了我渴望已久的瘦終於現身，這也是我擺脫膚色黯淡、精神不振後開始愛上自己的人生新啟程。很多人看到我的轉變也開始展開限醣計劃，但在限醣時最困擾的通常是澱粉等高醣份食物的取捨，我也曾為此煩惱過，很能體會多數人在初始準備時的困惑。

最近很榮幸收到原水文化資深主編玉春姐的邀請，得以拜讀這本熱騰騰上市的《醫生娘10分鐘減糖廚房》，看到醫生娘小野各種厲害的無澱粉仿飯、安心炸雞、巧克力、蘿蔔糕、仿麵包，甚至連熟悉的美味－芋圓、綠豆糕、鳳梨酥、蛋糕等低醣甜點，限制醣質的我們都能輕鬆跟著做、可以放心大口吃，這是貪吃的我一開始閱讀這本書最注目的焦點，相信現在正在看的你也是對吧！

書中有個單元更解答了我限醣期間的一大困惑，就是 Dr. 克勒提到他對椰子油的看法、限醣期間維生素 D 與礦物質攝取等專業的醫學解說，私藏許多糖質限制相關書籍的我終於在這本書中看到，相信對於許多和我有相同疑惑的人來說，這些都是非常實用的參考。

限醣之後的人生有多美好，我想說再多都不如親身體驗一遭，我只能跟你說：減醣真是太美好了！別再猶豫了，現在就抱著這本《醫生娘 10 分鐘減糖廚房》開始吧！

從一餐糖質 90g 到一餐糖質 10g 的減糖健康新對策

小野千穗

「今天早上在菜市買的草莓非常酸！」、「那很好！」

「今晚想吃手握壽司」、「那麼，應該買花椰菜。」

「今天的下午茶吃什麼？」、「冰箱裡還有一條櫛瓜，可以做鳳梨酥。」

這不是開玩笑，也不是我亂寫的……這是我在家的日常會話。

揭穿以上的答案。酸的草莓含很少糖質，對限制糖質飲食很合適，最近的水果太甜，糖質很少的水果很難找。切碎的花椰菜跟壽司有什麼關係？花椰菜可以代替米飯，不吃澱粉的限制糖質的人終於可以享受手握壽司。沒有鳳梨的鳳梨酥，用蔬菜做的餡料，口味不錯！您要試試看嗎？那麼，跟我一起做！但我還沒說……

您好！謝謝您把這本書拿在手裡看。首先請讓我自己介紹一下。

我是小野千穗（日語發音是 Ono Chiho），但台灣朋友們都叫我「小野」。我在日本九州的熊本長大，大學畢業後赴美，曾住過加拿大、中東，現在住在德國法蘭克福的附近威士巴登，我的先生是自然醫學的醫師。

我的先生叫維納克勒（Werner Krag）也是推廣及執行限制糖質飲食。他在威士巴登開業行醫，致力預防醫學，詳細分析驗血報告，從自然療法的觀點幫助肥胖病人改善飲食與生活、運動方法等，而且寫過精神與身體方面的健康書籍，在德國及日本出版，目前正在撰寫的新書主題是「啊！阿茲海默症可治」，他也十分肯定限制糖質飲食。

而我寫散文書及翻譯書在日本出版，除此之外，也會隨筆在雜誌及報紙發表健康飲食及愛護動物等文章。我很喜歡旅行及研究各國美食，如

15

果到國外旅行也會逛書店購買當地的烹調書籍，也到當地的食物市集看看有那些新奇的食材。

您知道我多麼熱愛研究料理？譬如我的朋友們來到我家的時候，常常說笑話，「妳好像起居廚房裡。我每次來，妳一定在廚房裡！」他們說的對，我在廚房裡的時間相當多。我做的是限制糖質的料理，又烤糖質很低的蛋糕、餅乾、麵包等。最近努力研究的料理是台灣點心！

七年前我是因為做了驗血報告，發現自己血糖值，竟然是第二型糖尿病前期。我相信改變飲食應該能控制好血糖值，也能預防各種成人病，所以開始研究限制糖質飲食，每天積極閱讀糖尿病相關的資料，並把家裡廚房當成限制糖質飲食的「實驗室」，書架上陳列著滿滿的「限制糖質」飲食書籍，創作出各種美味的限糖料理，成功了改善自己與親友們的血糖值，而且周遭肥胖的朋友很開心，這套飲食不必計算卡路里，沒有飢餓感，可以吃飽，很快可以看到減肥的效果。

限制糖質飲食在日本已非常普及化，有專門餐廳，相關的書籍發行幾百萬冊，零糖質的麵、啤酒、清酒、低糖質的甜點、無澱粉的麵包等到處買得到，超商賣場都有低糖或無糖食材和食品。台灣雖然已有推出一些無糖質商品，但實踐限制糖質飲食的人還不太多（聽說越來越多），且沒有很多自己烹調限糖料理的人，因此我很想跟台灣的限制糖質實踐者分享「減糖」健康料理。

我決定寫這本書的開端原來是我的老朋友黃火盛先生來訪。台灣樸園有機店黃火盛老闆和我，在十七年前因為有機理念認同而結識，雙方經常透過網絡視訊交換有機產品、限制糖質飲食的心得及料理技術分享。有次他來德國做了驗血，發現有高血糖，於是請教我的先生做健康諮詢，並跟著我們一起吃限制糖質飲食。

他判斷我做的限制糖質料理會在台灣廣受歡迎，後來黃火盛先生回到台灣至今都在執行限制糖質飲食，用自身成功的經歷努力推廣限制糖質

飲食。我也曾在樸園有機商店舉辦過多場限制糖質料理分享會，參加的對象大多是要減肥的或是健康意識很高的人。我做的低糖料理大部分都很簡單，想要吃，只要準備幾分鐘就完成了。

聽過目前台灣有 700 ～ 800 萬人有潛在性糖尿病，而且要減肥的人很多。為了自己要控制血糖的人和很快減肥的人，我介紹可以輕鬆 DIY，就能吃出健康與美味，《10 分鐘減糖料理》的特色是不用米的無澱粉主食，不用麵粉製作的無麩質麵包和點心，超人氣的無糖質甜點及飲料，匯集世界美食特色的減糖佳餚，只要你願意改變就能成功自己控制血糖值及減輕體重，甚至連啤酒肚都能很快看見成效。

您大概又聽過減糖飲食或斷糖飲食，這些也跟限制糖質飲食一樣。但嚴格說，不能「斷」糖質，因為有些蔬菜也含有糖質。有些人斷了所有的糖質，只吃肉、魚、乳製品、蛋、油脂，但長期實踐並無法得到你要的健康成果。

我介紹的減糖食譜都是用低糖質的材料。有些材料您可能還沒聽過或用過。但請您不要怕，試試看！當我初次用的時候，不知道好不好吃，怎麼用，什麼結果，只好在廚房「實驗室」再次實驗及試吃。說真的，有的材料需要一點練習，自己實際體驗之後，才能知道那個材料的特點。但這樣的體驗也會給您帶來健康飲食新美學。

這本書從企劃到完成，花了快三年時間，只為了增加內容的豐富層次，分享自己改善血糖的經驗，並且詳細介紹限制糖質飲食的好處和常用的低糖材料及用法。此外，還有關於限制糖質飲食與降血糖值方面的健康諮詢，並匯集多年的限制糖質成果食譜分享，衷心希望讀者們能利用減糖飲食，提升身體的正能量，享受樂活的人生。最後，我要感謝出版社給我機會在台灣出版這本書，感謝玉春主編，耐心修潤日本人寫的中文，還要感謝盧宏烈先生點綴漂亮的插畫，還有徐榕志攝影師花心思拍攝好看的照片。用心的作者與團隊相信能傳遞給讀者們最優質的飲食健康新思維。

「減糖」是未來的健康飲食趨勢

樸園有機事業創辦人　黃火盛

　　我和小野千穗（隨筆作家、翻譯）和克勒博士 Dr.Krag（自然療法醫師、心理醫師）是認識快二十年的朋友，他們夫妻經常往來台北和日本，直到七年前，有一天他們告訴我：「他們不能吃麵包、麵條和米飯，連醬油都要無糖的。」當下讓我覺得這對外國夫妻真是越來越難款待，後來他們贈送一本日本京都、高雄醫院的江部康二醫生的著作《不吃主食糖尿病就會好》，介紹一九九九年江部康二的醫院採取了限制糖質飲食法，獲得良好的成效，在這十幾年已有幾千人次的臨床效果，而且內容有諸多的觀念讓我耳目一新，例如脂肪、蛋白質與血糖的關係，1g 的糖會使血糖上升 3 單位（mg/dl），還有血糖與運動的關係、糖的攝取量比 GI 值更重要、飯後血糖值的重要等等，終於讓我困擾好幾年的問題獲得解答，至此我也由抗拒麻煩，進而全力支持，還幾次飛到德國與小野夫妻一起研究減糖食譜。

　　在這七年多以來，我跟小野經常用視訊溝通料理創作，取用台灣在地的新鮮食材，以簡單易做的美味概念，研發上百道的「減糖料理」，希望帶給需要限制糖類飲食的讀者及體型肥胖者，可以終生享用健康飲食改變成「瘦體質」，讓改善血糖和心血管問題的人士，有更多元的飲食選擇。

　　目前台灣約有 700 ～ 800 萬潛在性糖尿病的人，還不包括年輕族群，全世界各國的比例都差不多，「限制糖質飲食」即是不吃澱粉及減糖，這種飲食模式在日本已普及化，例如：有專門的限糖餐廳、相關書籍已發行 300 萬冊以上，無糖、無澱粉的麵包要排隊才買的到，甚至有無糖分啤酒等等，除了日本，在歐美也有相當多的相關書籍，大超市、小超商都有販售低糖或無糖的食材及零嘴等，只有台灣尚未普及，所以我相信在未來，減糖將會是台灣首波的飲食革命，潛在的商機也相對龐大。本書提供限制糖質者的飲食方向之出口，讓讀者認識減糖食物選擇範圍實在是無限寬廣，也讓大家可以依循實踐減糖的飲食計劃，同時也能提升身體的健康，享受美好的幸福人生。

減糖飲食的奇蹟：
60 歲維持 20 歲的體重

自然療法醫師　Werner Krag （Dr. 克勒）

中年以上的德國人約三分之二有肥胖問題，而且每十人有一位罹患糖尿病（這個統計不包括自己不知道的人），我常聽到以下的對話：

「雖然我已經好幾次試過了各種節食和運動，但還是不能減肥！」

「我吃得不多，可是繼續增胖，可能肥胖就是我的體質吧？」

「這是遺傳，沒辦法」

「醫生說我在糖尿病前期，吃藥，吃低卡路里食物，還是不能控制血糖。」

為什麼有這些問題呢？用一句話來概括：「吃得不對！」

我看患者的驗血和驗唾液分析的結果，建議該改變什麼部分，應攝取那些維生素和天然的荷爾蒙。大部分的常見狀況是每次都有維生素不足，而有的是荷爾蒙不足。

關於減肥和改善糖尿病，我指導他們避免吃麵包、馬鈴薯、麵粉做的食物（如蛋糕，餅乾等甜點）、避免啤酒，但可選低糖或無糖的酒作為替代品，並攝取低糖的食物和新鮮的蔬菜，就是「限制糖質飲食」療法。

因為食用含過量糖分或澱粉的食物後，血糖會急劇上升，而為了降低血糖，胰臟會分泌胰島素。反覆結果會增加脂肪細胞。胰島素是肥胖荷爾蒙。一旦你的年紀到了五十歲，胰臟太疲累了，就會開始「罷工」。

對很多德國人來說，不吃馬鈴薯和麵包、蛋糕是很困難的事，因為馬鈴薯和麵包是像亞洲人吃米飯一樣的主食，還有下午茶是喝咖啡及吃蛋糕的休息時間。我小時候，吃蛋糕的機會很少，只在生日和節日的時候，才有的特別的食物。多年的習慣當然不容易停止。

肥胖不止於此，肥胖會伴隨高血糖，罹患第二型糖尿病機率大。連不胖的人也會罹患糖尿病，遺傳性體質或運動不足，也會引起糖尿病。有很多人不知道自己是否有糖尿病，因為糖尿病前期到初期是無任何症狀（第一型糖尿病大部分是在十歲或是更年幼時發病，因為胰臟不分泌胰島素，所以必須每天注射胰島素。）

第二型糖尿病大部分是在五十歲以後發病，可是近年來年輕人的發病愈來愈多，主因是吃得不對，血糖沒機會降落，胰臟過度壓迫。可憐的胰臟需要休息，可是要如何使它休息？很簡單。只有兩個原則，就是吃對的食物及做運動。

事實上，現在很多人不知道自己，吃得不對。我母親七十歲的時候，被診斷出輕度糖尿病。外祖父有糖尿病，所以我會比較注意自己的血糖值。我快六十歲的時候，有一天發現了過去兩個月的血糖值（糖化血色素 HbA1c）顯示糖尿病臨界點。大部分的醫生和醫學界都建議吃全麥（未精製麵包）、低脂肪、低卡路里的食物，我每天早餐和晚餐吃了全麥黑麵包，避免肉類，很少攝取油脂，吃了很多水果和蔬菜，喝了很多新鮮的果汁——結果，我吃錯了！幸虧，認識了限制糖質飲食的新觀念，馬上就解決了高血糖的問題。肥胖問題也解決了。那時候我的體重 72 ～ 73kg，一直超過 5kg。不像典型德國人，雖然我從小吃得較少，不愛喝啤酒，常常跑步，身體也不胖———除了有小肚子以外！不像德國人所說的「啤酒肚」。

我們不應該輕視「啤酒肚」，不論是男生或女、喝不喝啤酒都沒有關係，重點是腹部下面肥胖的話，得到糖尿病的比例較高。因為增加內臟脂肪，胰島素的功能衰減，到了五十歲特別要注意內臟脂肪及胰臟機能狀態的警訊。（當然，四十歲開始注意更好！）

現在對我來而言，限制糖質飲食是我的基本飲食。一個星期兩次到健身房鍛練肌肉，或是在森林裡大步走，每次一兩個小時，通過限制糖質飲食和適當的運動量，使我維持了二十歲時候的體重。

我們在這本書介紹「吃得對的食物」的觀念和限制糖質食譜。

醫食同源，沒錯就是這樣。

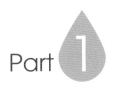

Part 1

減肥自己控制血糖超簡單！

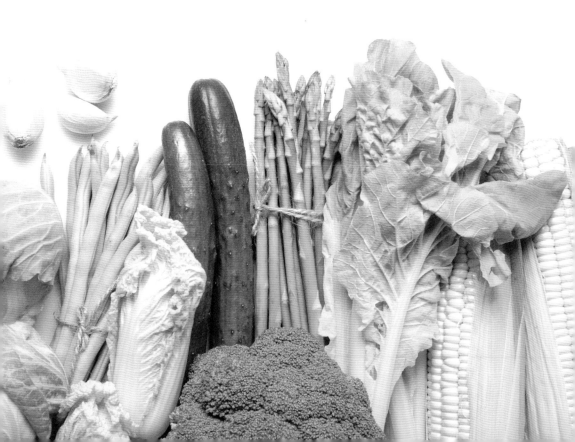

[讓自己一輩子苗條，又健康]

吃低糖食物一個星期就會有變瘦效果

「你為什麼要拿這本書來看？」

「要減肥？要控制血糖？」

「還是兩者都非常需要呢？」

那麼我有辦法讓你變瘦哦！而且控制體重與血糖不必做麻煩的卡路里計算，更不必挨餓，只要認識正確的食材，做出限制糖質的料理，自然可以簡單吃出健康，有效控制血糖值哦！

既要身材苗條，又要身體健康，不正是我們人生中追求美好生活的標竿？

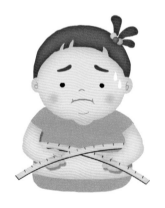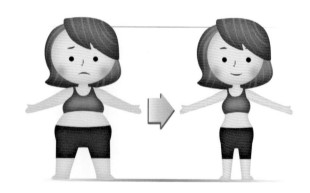

不但可以吃飽，還能減肥！

「婚禮的舉辦迫在眉睫，一個月後一定要能穿上禮服，我需要減肥！」

「下個月要參加同學會，有沒有辦法在短時間內減少 2 ～ 3 公斤？」

「要參加聖誕節舞會，試穿去年的衣服，才發現腰太緊，該怎麼辦？」

　　其實，你可以不用那麼煩惱，只要將自己的身體做「修改」！上述的狀況，只要願意減肥，問題幾乎都能解決！或許你曾經做過，但效果總是有限。不要灰心，不妨試試我的建議，兩星期不吃澱粉，一定會收到成效。因為我們的主食成分大部分都是澱粉。避免米飯、麵包和麵食的攝取，當然也必須遠離所有的含澱粉的食物，如根莖類（芋頭、馬鈴薯等）和甜食，還包括市售的甜點和飲料，兩個星期後，你會感覺到自己的體型已完全煥然一新。

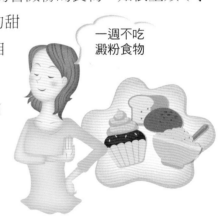

一週不吃
澱粉食物

　　首先挑戰一個星期不吃澱粉類。如果沒有不良的反應，不妨朝兩個星期試試看。每天看著體重計呈現下降的數字，你一定會覺得愈來愈開心。

──〈 不吃**含澱粉的食物** 〉──

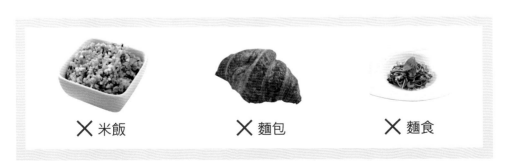

✕ 米飯　　　　✕ 麵包　　　　✕ 麵食

不攝取澱粉及糖類＝限制糖質的飲食法

若是想要有效率的減肥，就要執行限制糖質飲食。不吃澱粉類會很難嗎？其實不會。因為你還有其他的選擇，例如：肉類（雞肉、魚）或是一般海產類、雞蛋、起司等食物，或是選擇食用生菜沙拉和蔬菜、搭配適量的堅果當零食，這種結合動物性蛋白質、蔬菜或菇類和堅果類，如同回歸

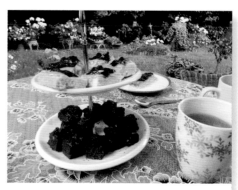

▲你也可以自在享受無澱粉的下午茶！

以前農耕生活社會的飲食法，則稱為「限制糖質（限糖）吃法」或是「低糖吃法」。有的人把這個吃法稱為「古代吃法（Paleo diet）」。

如果你愛吃甜食？不用擔心哦！可以改用天然的調味料（赤藻糖醇、甜菊糖）和低糖的材料做美味甜點。低糖食材還是會含有熱量，因為我們的身體也是需要補充熱量能源，才能提供正常的生理機能運作！請記得，限制糖質飲食不是限制熱量。

當你開始實行限制糖質飲食法後就會明白，其實要避免含有澱粉及甜味和糖質高的食物，包括：糖分高的水果及現成的甜點類，就能輕鬆達到減重的目標。如果你已經嘗試用計算卡路里節食法，一定能夠了解，這個減重方式並不容易維持，而且餐後總是還會有飢餓感，這樣的節食減重法，誰能夠忍受？

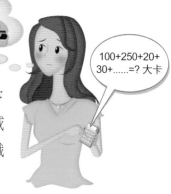

100+250+20+30+......=? 大卡

24

[吃的對，容易自己控制血糖]

德國哲學家叔本華說過：「雖然健康不代表全部，但是沒有健康，就什麼都不是，所以健康勝於一切。」

早知道，血糖偏高是運氣好

如果做抽血檢查之後，聽到醫師說：「您的血糖有點高，需注意飲食。」，那麼請把這句話勞勞記住，因為，你是個幸運兒！早期發現是好運氣，以後只要吃對飲食，就可以自己控制血糖，預防第二型糖尿病。

早點知道自己身體的健康狀態，做好預防措施就能延伸生命的長度，這是很幸運的一件事情！因為第二型糖尿病是可以預防的。如果不改變飲食，單純依賴藥物，那麼血糖的問題將永遠無法得到改善。

假如已經罹患糖尿病，實踐這個限制糖質飲食法還是可以挽救，因為在日本地區已有很多糖尿病患者自己執行限制糖質飲食，成功控制血糖值。

不像以往，現今要找到理解限制糖質的醫師不是很困難的。如果你有血糖問題的話，務必尋找專科醫師進行諮詢。有的專科醫師自己也是有罹患糖尿病，但因為實踐限制糖質飲食法，有效控制血糖值，成功預防糖尿病（包括前期）。

25

攝取蛋白質和脂肪取代澱粉食物

蛋白質（肉類和海鮮類）與油脂，並不會讓血糖驟然上升。但是稀飯、雜糧米、糙米飯、吐司、水餃、山藥、馬鈴薯、蕎麥麵、烏龍麵等等，含有澱粉成分食物會讓血糖驟然上升。

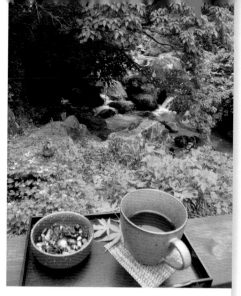

▲重點是吃的對。

胰島素分泌正常的人和不正常的人（高血糖）的相差是血糖上升後的降落時間。舉我的例來說：「我的身體胰島素分泌量極少，所以如果吃高糖質食物或者不清楚吃某種食物是否安全的話，可在飯後1小時和2小時，採用自我血糖機測量看看。2小時後還是維持在高血糖值狀態的話，代表是吃的不對，以後要注意。」，自我檢測血糖機在藥局或網路上容易買得到，而現在也有不採血、無疼痛的24小時持續的血糖機 P.48。

未精製穀物類與胰臟息息相關

有一個十分有趣的實驗案例：在日本九州大學在九州福岡縣久山町地區做了一九六五年來長期研究，根據醫師和營養師的建議，指導四十歲以上的成人約八千多人，實行每天三次吃未精製米飯（糙米）和雜糧米飯為主的吃法，又多吃蔬果、少肉、少油。

當地居民都很認真地按照醫師和營養師指導進行這種模式的飲食法，但實驗結果卻是罹患糖尿病的人愈來愈多，患者比例甚至比鄰近的城市還要高。俗話稱「久山町的失敗」。未精製穀物，即使是低 GI

26

的食物仍含有相當高的糖質，吃多了會造成血糖值升高，雖然結論是如此，現今仍然還有很多醫師不推薦限制糖質飲食。人們什麼時候會經一事，長一智？

避免澱粉食物，擊退體脂肪、高血糖

台灣、日本或德國還有很多醫師和營養師，都會推薦胰臟功能異常的人吃糙米、蕎麥、雜糧米或薏仁等低 GI 澱粉類食物。

若是你的胰臟功能正常，吃這類食物纖維豐富的食物，並不會讓血糖急劇上升。可是對已經有胰島素分泌功能低下的人來說，吃白米飯和糙米並沒有什麼差別，因為一碗白米飯含 55g 的糖質，一碗糙米飯含 52g 糖質。實質上兩者的糖質並無多大的區別。

雖然糙米是屬於低 GI 值食物，但對疲勞的胰臟而言，糙米飯也是負擔很大的一種食材。日本的江部康二醫師曾在書上提到：「GI 值的計算方法，其實是讓非糖尿病患者實際食用特定食物後，再測量其血糖值升高的情形。」

如果你只想慢慢減肥，或改善血糖比較慢也沒關係，或是無法完全放棄吃米飯的話，也可以選擇比較輕鬆的低 GI 飲食法，你可以在午餐吃糙米飯或全麥麵包，但至少晚餐不要吃澱粉類食物和甜的水果。

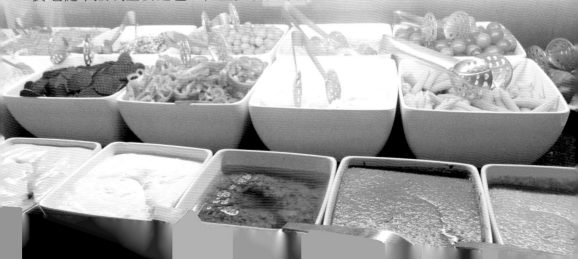

不吃一般的主食，應補充含熱量食物

有人有太胖的問題，有人有太瘦的問題。我剛開始執行限制糖質飲食的時候，在飲食攝取有搞錯的部分，我停止吃米飯、麵包、馬鈴薯等含澱粉食物的結果，原來體型瘦弱的我，顯得更瘦了，每天害怕測量體重……。後來才明白，體重變輕的原因是攝取不足夠的熱量。

實踐限制糖質飲食時，若是沒有吃一碗米飯當主食的話，應該要補充缺乏的熱量！也就是，應該多吃點蛋白質及油脂的食物，以攝取足夠的熱量。因此，我將低糖麵包沾著橄欖油（或苦茶油）吃，積極的使用橄欖油（或苦茶油）烹調，多吃動物性蛋白質和堅果，結果我恢復原來的體重。

 小野聊天室

蕎麥麵、冬粉是低糖食品？

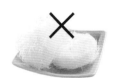
▲冬粉不是低糖食品

有一次，我到日本拜訪朋友，特別跟朋友說明我的飲食習慣。我向她說明我不能吃米飯、麵、麵包等，她說：「沒問題，我有很好吃的蕎麥麵！」

一般來說，我們會覺得蕎麥麵比白色的麵條健康，或全麥麵包比白麵包，糙米比白飯健康等等。其實蕎麥也是澱粉，一份蕎麥麵有44g的糖質，而且日式的蕎麥麵，湯汁也會含有砂糖或味醂成分，所以一碗蕎麥湯麵糖質會更高。我的朋友又說：「妳不能吃澱粉，那麼可以吃冬粉吧？」。

冬粉（粉絲）也是屬於澱粉類食物！但她卻認為冬粉不是麵粉製造的！後來我告訴她：「冬粉其實是採用綠豆澱粉做的，糖質很高（100g中有85g糖質）。」

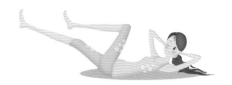

為了長肌肉，更要運動

　　限制糖質飲食和適度運動對於肥胖或是體型瘦的人，均是維持健康必備的重要關鍵。除了攝取多點蛋白質之外，肥胖的人在減肥後，應該還要鍛練身體，避免肌肉衰弱，而體型瘦的人也要長肌肉，這是維持健康的重要原則。若是有肌肉的話，胰島素可以提高機能，不需要分泌胰島素很多，也能有效穩定血糖值。

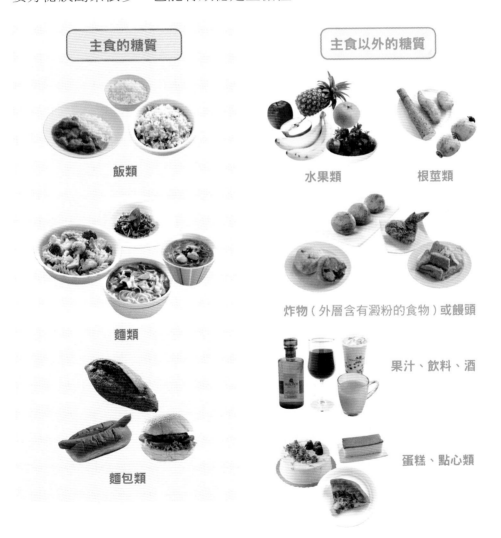

主食的糖質

飯類

麵類

麵包類

主食以外的糖質

水果類　　根莖類

炸物（外層含有澱粉的食物）或饅頭

果汁、飲料、酒

蛋糕、點心類

[開始控制血糖之旅！]

有一天我的血糖值出問題

我記得，那是在一月份寒冷季節的下午…剛寄來的健檢報告放在桌子上……我好奇打開看看：「什麼！我的血糖值太高？」，我懷疑驗血的結果。

我一笑置之說：「對我來講，不可能！」

無庸置疑，我的空腹血糖質正常。家人沒有糖尿病史的紀錄。對飲食健康十分重視，吃自然食品，做適度運動，怎麼還會變成潛在期糖尿病患者？我以為自己罹患糖尿病的可能性比中頭彩的機率還少。

但我的眼睛被檢驗的數值嚇傻了！「糖化血色素」的數值 5.9，這個數字代表是第二型糖尿病的前期（潛伏性），已經是糖尿病的臨界點。以前總認為糖尿病是肥胖引起的疾病，完全與自己無關，這個驗血檢驗結果完全出乎我的意料之外，因為我的體型很瘦。

大部分的人都是認為糖尿病是肥胖人的疾病。肥胖的確會引起胰臟機能問題，但是不胖的人也會有同樣困擾！雖然體重位於標準，內臟脂肪也是會有堆積的可能性，而內臟脂肪的典型體型是鮪魚肚，有時候從外觀上看不出來，而且毫無感覺，亦是第二糖尿病難以被發現的原因。

歐美國家的高血糖大多是因為肥胖引起的。但是，在亞洲人還有遺傳基因的關係，有些亞洲

30

人的胰島素分泌量是西方人的一半，瘦子也會有胰臟失調的問題（胰島素分泌不足，造成血液中的葡萄糖無法順利進入到細胞，形成血中含糖量升高，導致血糖濃度過高，這也是糖尿病常見發生的主因！）

學到吃什麼是多麼重要的事

一般來說，除了遺傳性的第一型糖尿病和已經罹患嚴重糖尿病患者會按照醫囑定期抽血檢驗糖化血色素之外，或者是願意自費參加健康檢查的人，才會得知自己血糖值數據是否正常？我則是屬於後者。

得知自己是第二糖尿病的前期（潛伏性），我整整哭了三天，徹底了解，如果是服用降血糖藥物的功效只限幾年，有很多人儘管吃藥，但成效期還是有限。如果現在想不出好辦法，我的胰臟一定會在幾年以內停止分泌胰島素，於是我開始積極閱讀糖尿病的相關書籍與資料。

第二型糖尿病一直增加

曾經有媒體報導指出：台灣總人口數約二千三百多萬人，糖尿病患者約有二百萬左右，潛在患者至少 1/4 ！六十歲以上不分男女每五人就有一位是糖尿病患者，且九成以上是屬於第二型糖尿病。如果目前不妥善解決，預估到二○二五年時六十五歲以上的糖尿病患者，將會多超過一百萬人以上。

按照日本國勢二○一○年調查，估計有九百五十萬糖尿病患者和一千一百萬糖尿病前期的人。近幾年也有好消息報導：在日本，二○○七年至今，糖尿病前期患者已遽減了二百二十萬人。這表示已經有很多人開始正確地認識「限制糖質飲食」！

後來我終於找到了跟我有相同困擾的部落格網友，他們分享了一

些過來人的經驗以及改善辦法，讓我終於有跡可循找到方向，開始重新振作精神，將廚房的砂糖、做蛋糕的麵粉、早餐吃的燕麥片、義大利麵條，還有從日本帶到德國的白米等食物全部⋯⋯撤除掉，到大市場及超市重新買食材，在廚房開始研究限制糖質的飲食。

　　德國有句諺語說：「聰明的人一定會發現解決的辦法。」，因此為了要解決身體失調的問題，我要找出適合的飲食做調理，相信上天讓我經歷這次的關卡，會讓我變得再聰明一點！

───〈 限制糖質**飲食金字塔** 〉───

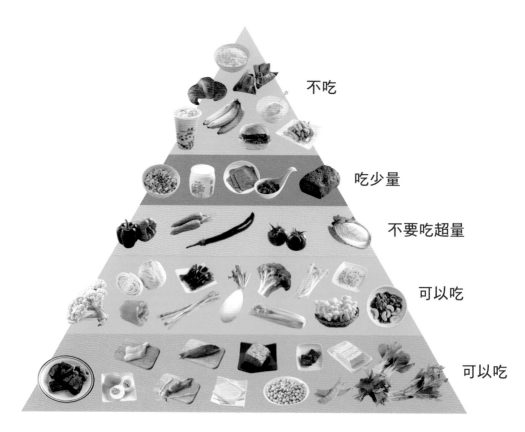

不吃

吃少量

不要吃超量

可以吃

可以吃

32

[實踐自選的新生活方式]

遇到阻礙怎麼辦？

阻礙 1：醫師不同意你的作法

　　有的糖尿病患者（包括前期）在網路部落格吐露自己的煩惱說：「我的醫師不同意用限制糖質飲食調理，而建議長期服用藥物，讓我感到非常困擾，所以我不告訴醫師我正在進行限制糖質飲食做調理。」這是我經常聽到的問題，所以有些人自己決定不吃藥，偷偷地實踐限制糖質飲食，結果血糖值馬上降低，讓他們的醫師覺得十分驚奇。

阻礙 2：家人的反對

　　如果你選擇限制糖質飲食的目的是要減肥的話，只需要短時間實踐就能看見成效，家人大概不會勸阻，他們也會配合你的計劃。只是選擇限制糖質飲食，對於高血糖的人來說，要自己控制血糖可能會遇到一個難題，那就是「持續」，是一輩子都要實踐的工作！

　　當你剛開始要執行限制糖質飲食時，可能會想要將一般菜飯與限制糖質飲食結合，這個做法要同時進行是相當不容易，這也是許多限制糖質的人面臨的煩惱。常言道：「車到山前必有路，船到橋頭自然直。」，你的家人需要了解你的健康狀況和新的飲食習慣，溝通是不二法門，自然而然可以得到家人的協助：

　　在日本，一位近七十歲的職員，因為他確信實踐限糖飲食能有效改善血糖病，所以他「只做不說」。他把限制糖質的書放在大家容易

33

看到的地方，廁所、飯桌、電話旁邊，讓家裡的人在每一個角落都能方便看到有關限制糖質的資料，除此之外，他還請家人一起去聽限制糖質飲食的演講。

潛移默化下，漸漸地影響家人，現在他的家裡一個星期只一次吃白米飯，而且每個月他的驗血結果很好，家人也在無意中控制體重和血糖，還預防了許多成人病發生的機率！

阻礙 3：朋友或同事的反感

如果你告訴朋友們，你要開始吃限制糖質的飲食，朋友或同事聽到你做這個決定不一定會顯現出高興的態度。例如：我有一位台灣朋友，聽到這句話立即生氣回答：「妳是要侮辱吃米飯的傳統！」，我還有位日本朋友說：「那是錯的吃法，人體需要調和…」等，負面的話語，好像我是威脅東方人類和傳統飲食文化的異端分子。雖然限制糖質飲食並不會威脅到別人飲食習慣，但有時候還是會激起周遭人的反感。

在日本曾有「日本人原本是農耕民族，以米飯為主食很重要」或「不吃米飯，不健康」等說法。反觀現在，因為飲食並不匱乏，如果你有肥胖問題，實踐限制糖質飲食一、二個月，無論周遭的親友們怎麼想，但看到你呈現的結果，他們會相信，這一切的改變都是有意義的。

也有一位朋友認為我只是非常挑食而已。如果你用幽默的語法說明沒用的話，那麼只好跟他好好說明「可怕的事實」，即是：目前這個世界上還沒有可以治癒糖尿病的藥，因此你實踐的控制飲食就顯得十分重要。關於糖尿病（包括糖尿病前期），服藥，對有些人有效，但對有些人只會是減緩以及避免更重的症狀發生。如果糖化血色素

持續上升，血管疾病風險會越來越高。糖尿病會侵擾身體，嚴重時造成失明、膝蓋以下截肢，甚至出現心臟病、腦梗塞或需洗腎等問題。

這也是一個另一種「宣言效果」方法：

當你的內心出現猶豫不決，又進退兩難的心態時，告訴家人和朋友你的決定！公開宣布：「我一定要減肥！」或者「我暫時吃限制糖質的食物，不吃澱粉及甜的食物，不喝果汁和啤酒」，接著可以期待大家的協助及提醒。

我已經進行限制糖質飲食七年，性格外向的我，利用了上述的「宣言效果」。大部分的朋友們現在已接受我的飲食習慣。一位四十五歲的日本朋友最近做過大腸癌的手術，剛又發現她的先生罹患糖尿病前期，她知道我不吃米飯，他們也跟著開始實踐限制糖質飲食。她說：「因為看過妳怎麼實踐，已經知道方法。」，經過兩個月，她打電話跟我說：「醫師告訴我的脂肪肝已經恢復正常了！只是……不能吃壽司會感到遺憾，打算自己做手握壽司」，我馬上把無糖手握壽司的食譜寄給她！

有位德國朋友對於蛋糕方面，對我略有反感，因為每次她邀請我到咖啡館聊天，我不買漂亮的蛋糕，而是吃自己在家烤好的低糖杏仁粉蛋糕，每次看見我這樣便會開口說：「妳這樣子，怎麼享受人生？」，或許她話語中沒有惡意，但每個人追求的人生目標不同，為了健康我樂於享受減糖飲食，不在意旁人的眼光，畢竟自己的人生是自己要負責，而且減糖飲食潮流已備受全球各國家的關注，我相信，有一天這套減糖飲食法也會像素食一樣，成為一般人追求健康養生飲食方法之一。

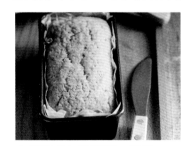

▲ 低糖杏仁粉蛋糕，糖質3g。
（P.222）

部落格族群的協助很大

　　今日各種的限制糖質書籍和進行限制糖質的人，有很多的人都有經營網路部落格，尤其是自己控制血糖者，提供低糖料理情報實在是非常龐大。

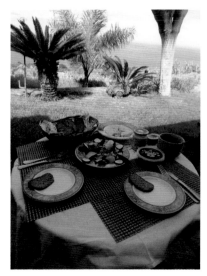

　　有的人在糖尿病前期發現自己的血糖問題；有的人罹患第一型或第二糖尿病；有的人因肥胖，引起了糖尿病，吃限制糖質的食物，對他們來說都是切身

▲我在旅途中也做低糖料理！

的課題。他們分享限制糖質食譜，交換有益情報，介紹各種限制糖質烹調秘訣，告訴大家超市不賣的低糖食材在哪裡買得到，並分享自己特別的限制糖質經驗，互相支持、鼓勵與幫助。

　　我曾經在電腦上看過一段影片，內容是有一個人在日本的傳統壽司店，吃握壽司之後，每三十分鐘自測血糖，進行自己的「血糖監測實況轉播」，由此可知道胰島素分泌不足的人，吃壽司後的血糖狀況。原來是胰臟機能不正常的人吃握壽司，血糖會快速飆高。從此我也不肯再吃握壽司，只會享用「花椰菜」做的「仿飯壽司」P.186，當然我也在網路上發表，分享我的美味減糖食譜。

每個人都有選擇的自由

　　有的醫師說：「限制糖質飲食對身體是很危險！」。我不知道他們說的是不是真心話，而選擇限制糖質飲食的人回答：「如果你覺得有危險的話，就不要執行！執行或不執行是你的自由！」，我有認識

的第二型糖尿病和前期的患者（潛伏期），對限制糖質飲食沒興趣，他們選擇吃藥控制血糖。

有一位朋友是第一型糖尿病患者，雖然她透過我認識限制糖質飲食，但她還是選擇每天打五次胰島素的針，享受什麼都吃的生活。事實上，第一型糖尿病的人在醫師的正確指導下可以實踐限制糖質飲食，那麼就能降低胰島素的用量，甚至有些人不需要打胰島素！

德國朋友的女兒覺得自己身材太胖了，**選擇吃限制糖質飲食，執行兩個月後體型變瘦了**，以前褲子都太大了，只好買新的牛仔褲！世界上最寶貴的東西，莫過於生命，學習坦承接受自己的「毛病」，用感恩的心愛護自己的胰臟，照護它，我常感謝我的胰臟！60年來它很努力工作，分泌了胰島素。我現在安慰它，更要為了它的健康著想，選擇合適它生存的飲食法，不要讓它再生病了。

 小野聊天室

第一型糖尿病患者和低血糖的問題

前述的第一型糖尿病朋友，她是在十九歲發病，五十年來每天施打胰島素五次（她不進行限制糖質飲食），從她身上了解到可怕的糖尿病危機，有時候她會因為粗心施打過量的胰島素，造成急躁、頭昏的低血糖狀態。與她外出時，甚至會出現低血糖，無法繼續行走，必須喝葡萄糖水或吃麵包、糖果後，身體狀況才會恢復正常。因此，她外出必須準備一袋糖果。請她到家裡吃飯，我告訴她：「我做的食物都是限制糖質的低糖料理，並提醒她要注意施打胰島素的分量（因為吃限制糖質的食物，血糖不會急速上升）」。

提倡限制糖質的醫師愈來愈多

市面上所有改善糖尿病的書，大部分是為了有肥胖問題的人而寫的，內容主軸不外是減肥話題與選擇低熱量的食物。此外，推薦以限制糖質飲食自己控制血糖的醫師被視為異端，但經過時代的變遷，現在出現另一種新潮流。終於，在台灣、日本、美國、德國，瑞典等地區，有些糖尿病專科醫師開始熱心主張，公開自己的臨床研究的結果。

例如在日本，江部康二醫師這幾年來寫的限制糖質的出版品，幾乎都是暢銷書！我也會學習他的理論和方法，因為江部康二醫師自己也是罹患第二型糖尿病，已經以限制糖質飲食克服糖尿病，只要執行限制糖質飲食，他的血糖就正常，也沒有出現罹患糖尿病的危機。

江部康二醫師介紹的這個限制糖質飲食方法非常有效，糖尿病患者在他的醫院可以學習實行限制糖質飲食的吃法。根據臨床實驗的結果證明，普及限制糖質飲食方法的有效性，同時也說明了限制卡路里的方法對降血糖的問題，長期而言不能期待效果的，只要注意糖質攝取量，就可以改善高血糖的問題。

關於預防各種成人病，日本的江部康二醫師在他的中文版著作《不吃主食，救健康》一書中提到，「原本是為了治療糖尿病而發起，但是根據檢查數據資料顯示，它也有可能改善其他各種疾病與症狀」。

四十多年前，**美國阿特金斯醫師提倡了限制糖質飲食，發現這種方法對減肥有效。藉由不吃澱粉，攝取高蛋白質，特別是肉魚類，作為飲食重點。**他的著作是《Dr. Atkins Diet Revolution（阿特金斯博士的節食革命）》在美國非常流行，當時住在舊金山的我，幫一個肥胖的朋友製作阿特金斯料理。但那個時候我覺得對自己沒有什麼重要性，

所以也沒有特別去研究這套理論。

另外一個讓人心動的書籍是由伯恩斯坦醫學博士寫的第一本《Dr. Bernstein's Diabetes Solution（伯恩斯坦博士的糖尿病解決法）》。伯恩斯坦博士是美國糖尿病專科醫生，也是第一型糖尿病患者，十二歲開始打胰島素，至今已經七十年，目前依舊健康的工作。他用自己的身體做「人體實驗」，研究怎麼預防糖尿病的合併症，用限制糖質飲食成功改善了第一型糖尿病，也控制第二型糖尿病的血糖。但那時候他不是醫師，他覺得說服力不夠，所以為了推廣克服糖尿病的辦法，四十五歲的時候去學醫，當了醫師，他對糖尿病預防和治療做出了很大的貢獻。

我問自己：「如果現在我的胰臟是正常化的話，會不會再開始改吃糖質飲食？」，相信我依然會秉持堅定的信念，為了預防成人病，且能夠健康一輩子，光是這個理由，我會終生實踐限制糖質飲食，但有可能會半年抽一次空，到高級的壽司店享受美食。

 小野聊天室

廚師先生， 請給我沒有米飯的壽司

在台灣、德國、美國、法國等，連普通的超市均有販賣壽司，但比較遺憾的是壽司是限制糖質飲食的人最禁忌的食物，因為壽司用的是米飯，且是用砂糖調味的，還有白米飯本身的糖質很高。

在美國，實踐限制糖質飲食的人也很多。有人跟廚師大辣辣地問：「請您捏不用米飯的壽司！」，令壽司主廚十分傷腦筋。如果就做這本書介紹的《蒟蒻米》低糖壽司，壽司店肯定會生意興隆！

當你開始限制糖質飲食以後，一定要定期驗血！因為檢視血糖值可以知道你吃得對不對？糖化血色素值（HbA1c）是驗血中很重要的健康指數。健康檢查項目中應該包括糖化血色素檢查（抽血檢驗）。

很多人或許會用這種角度思考，認為自己的身體也沒什麼不舒服，除了基本的驗血以外，為什麼要特地檢查？或者是認為現在也沒有肥胖的問題，也沒有糖尿病家族遺傳史啊！若是有這種認知的人更是要加以注意，這是糖尿病的「陷阱」。糖尿病的初期沒感覺，不痛、不癢，等到有自覺症狀的時候，病情就已經很嚴重了。如果空腹時血糖高的話，就代表已經罹患糖尿病，或糖尿病前期的可能性很大。

另外，空腹血糖值如果是正常，建議要小心飲食，這是更深的「陷阱」。以我自己為例，空腹血糖值一直正常，所以早上空腹時檢驗血糖是不能夠成為判斷的數據，而是需要糖化血色素（HbA1c），讓我們知道過去兩三個月的血糖值。

 小野聊天室

健檢報告「都正常」的陷阱

如果醫師告訴你：「驗血結果都正常」。可是結論是「正常」有時候會是個危險的圈套。譬如你的空腹血糖值或糖化血色素會是接近糖尿病前期的數值。你的醫師，假如真的細心，會發覺你的血糖值傾向，一年比一年漸漸地上升徵兆或者在一直一樣夠低，就好像沒有突然會上升的徵兆等等。

避免掉進這些陷阱，把驗血結果每次記載下來！記得，「都正常」不一定是「真的正常。」小心糖尿病前期是隱性的，沒有任何症狀的表現。

我家廚房是「限制糖質飲食的實驗室」

吃「仿食」，避免澱粉主食

　　有時候，我待在自家的「限制糖質的實驗室」，從早到晚，閉門不出，整天埋著頭研究各種低糖料理，不論是「仿米飯」、「仿炒飯」、「仿炒麵」、「仿粥」、「仿壽司」、「無澱粉的麵包」、「湯麵」等主食類，或是「低糖類的巧克力」、「餅乾」、「蛋糕」等點心，我的低糖成品都是沒有澱粉的。

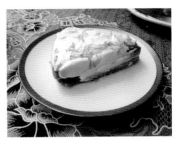
▲不含澱粉檸檬蛋糕

　　若是實踐限制糖質飲食，最傷腦筋的飲食部分是主食和甜食！除了主食和甜食以外，可以吃的食物很多，例如肉類、海鮮、蔬菜等。

　　我做的「贗品」美食，外型跟真的差不多一樣，但味道和口感的相似度不一定

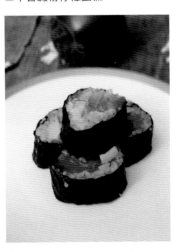
▲無澱粉壽司，終於完成！

相同。例如：鳳梨酥、粽子、仿珍珠奶茶等，有的味道相差無幾，有的口感層次不一樣，但我想口味還算是好吃的，且都是相當低糖，絕對不會讓血糖驟然上升，如果你覺得口感或味道與真的食物不一樣，請不要加以追究，但保證是美味又健康。其實，做低糖料理之際，不需要「力求完善」，重點是限制糖質的人可以安心地吃。

　　譬如說，我邀請朋友到家做客時，為了胰臟正常的朋友會煮一般

41

的米飯，而為了自己則是會用花椰菜或蒟蒻做「仿米飯」。只要你反覆進行試驗，成果一定會讓你瞬間感到十分驚喜。

──────〈 米飯 / 仿飯 **糖質比較表** 〉──────

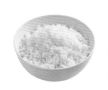 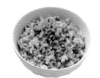 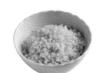 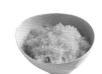

一碗白米飯 含糖質 55g	一碗糙米飯 含糖質 52g	P.170 一碗花椰菜仿飯 含糖質 3g	P.174 一碗蒟蒻仿飯 含糖質 0g
白米飯的澱粉含量高，且容易造成血糖值升高。	低 GI 食的糙米飯，對胰臟機能不正常的人，還是會讓血糖上升。	花椰菜富含水溶性的維生素 B 群和 C，花椰菜的維生素 C 比較不會受熱溶出。	用蒟蒻米或切細的蒟蒻麵做蒟蒻仿米飯，幾乎沒有糖質。

灑淚水—「安心巧克力」的威力

決定實踐限制糖質之後，是否就必須與巧克力絕緣呢？

巧克力的主要成分是可可，且含有多酚，本來是對健康好的，可是因為市售巧克力大部分都含有砂糖，限制糖質的人是不能吃，但是我做的基本低糖巧克力（P.244）是可以安心吃的，因為是不含砂糖及其他添加物。

我曾在台北舉辦「限制糖質飲食」的教學課程，介紹幾種低糖材料和烹調方法，聽講的來賓大部分是自己（要減肥或為了健康飲食）或家人罹患糖尿病。我請大家品嚐我製作的巧克力，有一位很可愛的年輕小姐躊躇不決問我好幾次：「我真的可以吃嗎？」

她說:「已經有五年，沒吃過巧克力」。

我告訴她:「這個巧克力是安全的，吃三個也不會影響血糖波動。請放心地吃吧！」

「真的可以嗎？」她再一次發問。

她終於忍不住「誘惑」，邊吃邊說:「啊！真好吃！真好吃！」，高興得感動流下眼淚，我也情不自禁地流下同情的淚水。

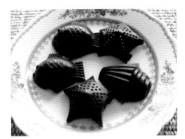

▲請嚐嚐五星級的低糖巧克力，糖質0.75g。（P.244）

只要有興趣不斷研究與嘗試，相信一定可以繼續研發出更多的限制糖質的美食，如同製造這樣一顆安心巧克力，可以為我們帶來生活中的小確幸，為更多的人創造福祉！

一個星期就能減肥

我有一位住在舊金山的朋友，她有肥胖問題也很想減肥。我曾在她家逗留一個星期。因為我必須吃限制糖質飲食，所以建議她在家用餐，每天我做料理，在物價非常高的舊金山還可以省錢，而且每天還能到市場挑選新鮮的蔬菜和海鮮。她聽到我的建議很高興，我也擔心到外面餐廳用餐會出現許多我不能吃的菜及調味料。

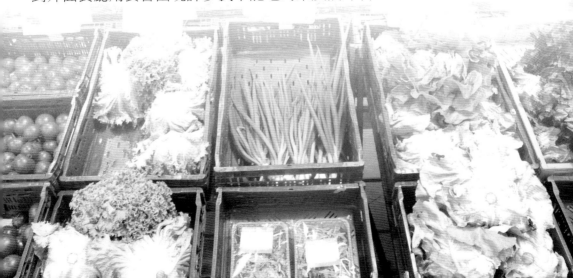

每天我們一起到超市和亞洲市場，晚餐買了新鮮的蔬菜和魚類。早餐則用加州杏仁粉和黃豆粉做「馬克杯瑪芬」（作法詳見 P.231），晚上煎魚，做沙拉及炒青菜。

我特地從德國帶一袋赤藻糖醇，每當我在國外逗留時，或是住在有廚房設備的酒店（除了去日本以外），我一定會外帶一包赤藻糖醇和杏仁粉，因為有的地方不容易買到。她非常喜歡我做的低糖料理。一個星期後，她測量體重的時候，發現體重少了一公斤，非常吃驚。

我最近去了日本九州，在一個高中同學的家逗留了十天。因為她很會做料理。因此，她還特地學習限制糖質飲食，不使用日本料理經常用的砂糖和味醂。我主張她可以吃她想要吃的，但她有點掛慮，有時候沒吃米飯，有時候說著不好意思，只吃半碗飯。

我們每餐吃著低糖麵包、沙拉、炒青菜、煎蛋和培根、煮蔬菜湯、蒸雞胸肉等，過了一個星期，她去探視母親，一見面立即問她說：「妳減肥了吧？」。同學聽了高興的不得了，因為她吃了限制糖質飲食，體型確實有變瘦的效果！

後來，我回德國之後，她寫 Email 留言說：「我也要來執行限制糖質飲食！」

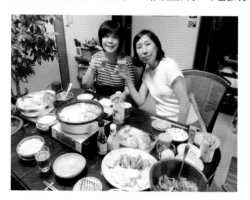

▲日本朋友們也吃限制糖質料理！低糖料理的健康效益，讓實踐者感到無比的驚喜，尤其是體重變瘦。

Part 2

專訪 Dr. 克勒醫師：
減糖飲食 50 個關鍵！

三年前我的台灣朋友黃火盛先生到德國做驗血檢查，發現檢驗結果有高血糖問題，於是請教我的先生 Dr. 克勒醫師，提供專業的疾病預防、健康管理及限制糖質飲食等指導，所以本書特別將黃火盛先生請教 Dr. 克勒醫師的健康諮詢匯整為 50 個問答，提供給本書的讀者，可以瞭解運用「限制糖質飲食」的好處，一週就有感的降血糖、減脂肪的影響力。

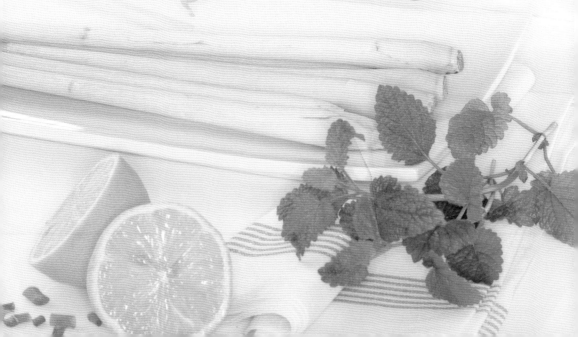

[限制糖質飲食基本知識]

我在台灣經營有機天然食品二十幾年，與 Dr. 克勒醫師（**心理學博士、自然療法醫師**）及小野千穗認識超過十七年的友誼。在三年前到德國拜訪 Dr. 克勒醫師（**心理學博士、自然療法醫師**）與小野千穗，那次的旅程主要目的是要做血液醫事檢查及健康諮詢，並學習小野千穗的「限制糖質」飲食觀念及減糖實驗廚房料理。

他們帶我去的醫事檢驗研究所，位在美茵茲（MAINZ）城市，綠蔭繁茂的郊外，是一座雅緻的近代二層樓建築物。Dr. 克勒醫師向我介紹，這個醫事檢驗研究所是專門做血液檢查，可以依著個人的需求，什麼都能檢查：各種疾病、維他命、礦物質、內分泌等各種指數檢驗項目有五百種以上。我做了很基本的三十個項目的血液檢測。

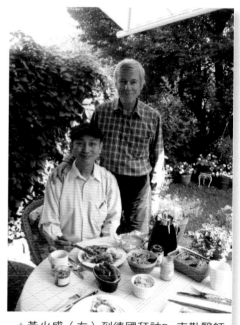

▲黃火盛（左）到德國拜訪Dr.克勒醫師（心理學博士、自然療法醫師）

幾天之後，我的檢驗結果出來了，Dr. 克勒醫師請我到他的診所（我雖然有自信自己其他的狀況，但心中還是感到些壓力。）

Dr. 克勒醫師微笑對著我說：「大部分的數值，沒問題！」，此刻讓我心情寬慰許多，但大部分的意思就是有一個部分不合

格嗎？Dr. 克勒醫師繼續說著：「但，血糖值（指血液裡所含的葡萄糖）有點高，而且維生素 D 不足」。

小野千穗曾經告訴過我，她實踐限制糖質飲食的理由是因為血液檢驗出糖化血色素（HbA1c）是 5.9，而我的血糖檢測值是 6.0（若超過 6.1 表示已經罹患糖尿病的可能性機率高），沒想到我比小野當初檢查的血糖數值還要高（只要超過 5.8 以上就必須再度接受檢查，且糖尿病的前期是無任何自覺症狀）。

當小野千穗發現自己是糖尿病的前期（胰島分泌量過少），後來擔心未來要長期服用藥物，因此花了很多的時間，研究解決的方案進而實踐限制糖質飲食控制血糖，所以她的糖化血色素一直維持在標準範圍。

那天我從 Dr. 克勒醫師的診所走出來，隨後小野千穗提醒著：「黃先生，請不要喝啤酒，不要吃麵喲！」，她知道我最愛喝啤酒，愛吃麵……。

> 糖尿病患者中，每兩個人中，有一個不知道自己患糖尿病。

以下是我向 Dr. 克勒醫師，請教的一些問題：

1 自己能不能知道有糖尿病，包括前期？

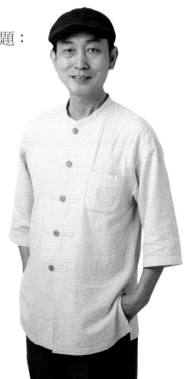

Dr. 克勒：糖尿病前期至初期，完全不痛不癢，不知不覺的進行，自己不容易知道，等到症狀出現的時候，已經罹患重度的糖尿病。很多人還誤以為糖尿病是體型肥胖者的問題，那真的是個很危險的陷阱。

2 如何能知道自己有糖尿病的風險？

Dr. 克勒：直接到醫院抽血檢查。但單純一次的驗血，尤其是早上空腹時的檢查，容易忽略部分的身體健康問題。

第一：一定要檢查糖化血色素（HbA1c）的數值（*糖化血色素是前兩三個月的平均血糖值*）！

第二：用自我血糖機，自己監測量血糖值非常方便，大部分的藥局都有販售。檢測空腹時、餐後一小時和二小時檢測，並記錄下來。在很多醫院，驗血項目只包括空腹血糖值，確認你的驗血包括糖化血色素。因為有時候雖然空腹血糖值正常，但是空腹血糖值不一定保障平均血糖值是安全範圍。而且用自我血糖機，有時候抽血檢驗餐後的血糖，容易清楚知道你的血糖降落情況。

 Dr. 克勒醫師診療室

不採血無痛感 24 小時持續測血糖的血糖機

有一種24小時持續測血糖的血糖機（Continuous Glucose Monitoring，CGM）把小圓形橡皮膏的東西貼在皮膚（上臂、側腹等）7天到14天不必換，如洗澡、運動、游泳都可以不必換，也不痛，在德國或日本迅速普及起來。

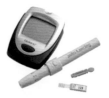

▲普遍型血糖機（採血，有痛感）

用無線感應器可以24小時知道當前血糖值，血糖變化趨勢，8小時的血糖曲線，是彩色的手持監視設備。

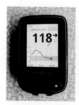 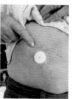

▲24小時持續血糖機（不採血，無痛感）

3 空腹血糖值和糖化血色素正常的人，還要管理血糖嗎？如何做？

Dr. 克勒：四十歲以上的年紀，應該要為了預防成人病（包括糖尿病），自己管理身體健康。因為糖尿病初期無任何自覺症狀出現，所以容易遭到忽略，而必須靠定期血糖檢測才會得知。

如果空腹血糖值和糖化血色素都是正常範圍內，有

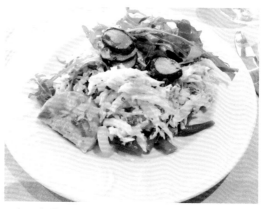

▲每一餐的健康飲食法：先吃生食蔬菜沙拉，可以讓糖質被吸收比較慢。

些人還是應該要小心，尤其是餐後極度的疲勞感、睡意襲來或視力減退等症狀出現的話，請不要輕視。有的人，餐前和餐後的血糖值相差很大，但因為餐前的血糖低的話，抑制血糖平均值，糖化血色素也會表示正常值。餐後血糖的驟然上升（到 200 ～ 300mg/dl 上升：glucose spike），有可能會漏掉第二型糖尿病的風險。自己測量餐後的血糖，如果兩小時後的血糖還是 140 以上的話，建議立即到醫院檢查，而且我推薦立刻開始執行限制糖質飲食。

開始實踐限制糖質飲食後，檢測餐後的血糖值和吃過的食物，記錄下來，掌握食物和血糖值的關聯，繼續檢測餐後的血糖一段期間，以後容易了解該吃什麼，而且好好的控制血糖。

	空腹血糖值mg/dl	餐後兩小時 mg/dl
正常	70 ～ 100	125 以下
糖尿病前期	100 ～ 125（也會顯示 100 以下）	140 以上
糖尿病	126 以上	180 以上

49

血糖值一天內的變化

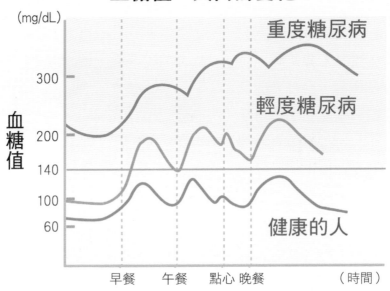

(mg/dL)

血糖值

300
200
140
100
60

重度糖尿病
輕度糖尿病
健康的人

早餐　午餐　點心 晚餐　　（時間）

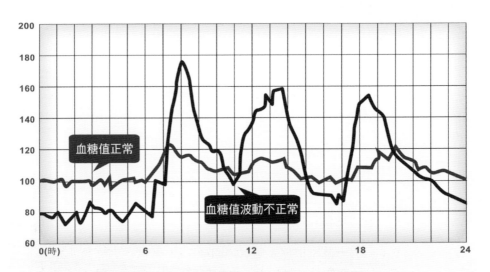

咖啡色：血糖值驟然上升 Glucose Spike　　藍色：正常血糖值

三餐後的血糖變化的案例：連糖化血色素檢查也會漏掉餐後的驟然上升。
超過 200mg/dl 的時候，便會即時的傷害血管內皮細胞！

4 如果糖尿病不治療的話，會出現什麼狀況？

Dr. 克勒：容易引起腎功能失常（要洗腎）、視網膜病變（失明）、周邊神經病變（尤其是腿→膝蓋以下的截肢，腦→阿茲海默症）、心臟血管疾病等。

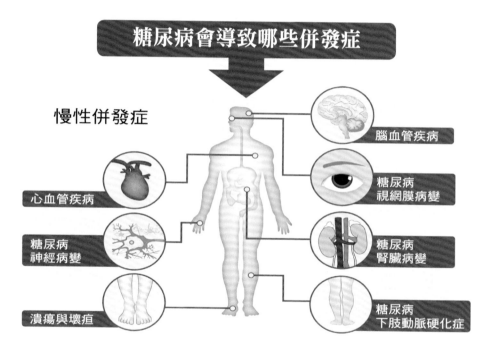

糖尿病會導致哪些併發症

慢性併發症

心血管疾病

糖尿病
神經病變

潰瘍與壞疽

腦血管疾病

糖尿病
視網膜病變

糖尿病
腎臟病變

糖尿病
下肢動脈硬化症

 Dr. 克勒醫師診療室

阿茲海默症與糖尿病有關！

阿茲海默症有另一個別稱是：「大腦的糖尿病」，即腦神經細胞的胰島素阻抗。根據許多研究顯示，糖尿病患者比較容易出現阿茲海默症。空腹血糖值達105或110的糖尿病前期患者，也會有失智症的風險。美國的神經科醫師普爾木塔博士（Dr. David Perlmutter）指出：如果你的空腹血糖是95以上，為了大腦的健康，最好改變飲食習慣。

5 我的糖化血色素（HbA1c）的數值 6，有沒有罹患糖尿病的風險？

Dr. 克勒：風險很大！如果你不改變現在的飲食習慣和開始運動，罹患糖尿病的風險是很大。

	空腹血糖值（mg/dl）	糖化血色素（%）
正常	100 以下	5 左右
糖尿病前期	100 ～ 125	5.7 ～ 6.4
糖尿病	126 以上	6.5 以上

糖化血色素（HbA1c）	5	5.5	6	6.5	7	8	9	10	11
血糖（mg/dl）	97	111	126	140	154	183	212	240	269

胰臟正常的人攝取糖分 1g 的話，讓血糖上升約 1mg/dl。糖尿病的人攝取糖分 1g 的話，讓血糖上升約 3 ～ 5mg/dl。第二型糖尿病（包括前期）約 3mg/dl ～ 4mg/dl 因體重而異，愈輕愈高。

第一型糖尿病 5mg/dl 譬如，吃一碗白米飯含 55g 糖分的話，容易知道血糖會上升多少。為了血糖正常化，把糖化血色素維持目標範圍內最好（5.7% 以下）。

 Dr. 克勒醫師診療室

糖化血色素一年需要檢驗多少次？

患糖尿病的人必須每三個月抽血檢驗一次，查看控制血糖狀況。控制好的話，就可以拉長時間。我建議每位40歲以後，至少一年檢驗2次。基本血液檢查應該包括糖化血色素。我反覆地說，血糖高的人，有時候自己測量餐後的血糖值確認血糖值在安全範圍內。

6 **我的朋友服用降血糖的藥控制血糖，吃藥能避免糖尿病嗎？**

Dr. 克勒：通常醫師會建議你服用口服降血糖藥。雖然有些糖尿病的人需服用降血糖藥。但降血糖的藥是暫時很有效的，過了幾年很可能無法控制血糖，所以建議還是從口進食開始管理健康比較有保障。

7 **血糖和年齡有沒有關係？**

Dr. 克勒：有。年齡愈高，糖化血色素也會高。四十歲以後容易發病，尤其是肥胖體型的年輕人也要注意健康的問題。

澳洲糖尿病協會吸引人的運動標語點中人體的健康要害：Life begins at 40，but so can diabetes.（人生 40 歲開始，但糖尿病也會。）

一般來說，很多人 50 歲的胰島素分泌功能已降低了一半，血糖值開始上升的徵兆，60 歲和以上已經會到達糖尿病前期。

以一位 40 歲女性的驗血結果為例，父母都罹患第二型糖尿病，她的糖化血色素是 5.7，且這位女性腰腹部分較胖，我建議她要開始注意糖化血色素的徵兆，而且要用運動來減肥，但她強調自己不可能有糖尿病，因為在醫院驗血得到的檢驗結果，都是屬於「血糖正常」。經過三個月之後，再次驗血

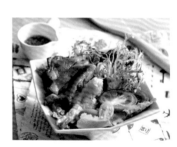
▲生食蔬菜可以攝取更多的維生素及礦物質。

的糖化血色素是 5.9，如果她不改變飲食習慣，就會增加糖尿病的風險。

這位女性患者，聽了我建議進行限制糖質飲食之後，離開診所時，特別對著我說：「我今晚原本想去吃新口味的漢堡，但我的大腦提醒我必須改變飲食，所以我會在家吃蔬菜沙拉和雞肉！」

第一型糖尿病和第二型糖尿病有何差異？

Dr. 克勒：糖尿病可分為兩種類型，也就是第一型與第二型糖尿病，第一型又稱為胰島素依賴型糖尿病，患者無法自行分泌胰島素，需要長期依賴胰島素治療，大多是 30 歲以前發病。第二型糖糖尿病又稱為非胰島素依賴型糖尿病，通常胰島素分必足夠，但無法發揮正常作用，通常患者在不自知的情況緩慢形成。糖尿病患者比例約有九成以上屬於第二型糖尿病。

	第一型糖尿病	第二型糖尿病
發生原因	一種自體免疫疾病。身體對胰腺的 β 細胞（分泌胰島素的部分）破壞。	跟肥胖（尤其是腰腹脂肪多）或高糖質飲食習慣或遺傳基因有密切關連。
發生年齡	第一型糖尿病通常在年輕的時候。	40 歲以後，愈來愈多

 第一型糖尿病應該一輩子打胰島素嗎？

Dr. 克勒：第一型糖尿病因為身體沒辦法分泌胰島素，所以必須施打胰島素，但改變飲食習慣，就能夠減少胰島素的施打劑量。

美國有名的糖尿病專門醫師伯恩斯坦博士，自己罹患第一型糖尿病，他進行嚴格的限制糖質（早餐 6g 以內、午餐 6g 以內、晚餐 12g 以內），且定期運動，結果他就能減少打胰島素用量，成功控制血糖。在日本地區已經有些第一型糖尿病患者自己成功控制血糖，而減少胰島素用量，但一定需要專門醫師謹慎的指導。

10 亞洲肥胖的人比西方人少，為何罹患糖尿病的人較多？

Dr. 克勒：事實上亞洲人比西方人較容易罹患糖尿病，且亞洲人的糖尿病發生率比歐美國家還要高。按照美、日本醫學報告指出，很多亞洲人的胰島素分泌量是西方人（白種人）的一半，與遺傳基因、缺乏運動、肥胖也會有關聯，比較容易罹患第二型糖尿病。

西方人罹患第二型糖尿病大部分是肥胖引起的，但亞洲人罹患糖尿病的原因不一定是肥胖引起的。除了跟民族的遺傳基因有關之外，還可列舉幾個因素，例如：生活型態改變、勞動少、抽煙、攝取澱粉食物、喝含糖的飲料、攝取反式脂肪食物等，而引起動脈硬化或炎症。此外，空氣污染也可能引起胰島素抗阻。

 Dr. 克勒醫師診療室

第二型糖尿病形成2大主因

第二型糖尿病形成的兩個原因：「胰島素抗阻」及「胰島素分泌量不夠」。

胰島素抗阻（右圖）：肥胖的人容易出現。胰臟分泌胰島素，指經年累月後，不對的飲食和運動不足會引起胰島素的功能衰減。**胰島素分泌量不夠**（左圖）：與長期不良的生活習慣有關，引起胰臟疲勞。

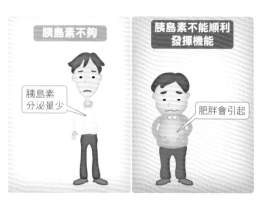

胰島素不夠
胰島素分泌量少

胰島素不能順利發揮機能
肥胖會引起

第二型糖尿病又稱為「生活習慣病」，唯有改變生活習慣，可以預防糖尿病發生，已經發糖尿病的人（包括前期）可以獲得改善，定期做健康檢查，能過健康的生活。

⑪ 肥胖怎麼引起糖尿病？

Dr. 克勒：大部分的肥胖問題不是從吃了很多脂肪引起的，而是攝取了高糖質食物，造成胰島素分泌過多的結果。胰島素是掌控人體脂肪堆積、體型胖瘦的關鍵，因此，過量胰島素亦是導致肥胖的主因。

胰島素是一種激素，打開細胞的鑰匙，為了能源，讓糖分能進去細胞內。如果胰島素功能衰減的話，這個鑰匙不會啟動功能，那麼糖分無法進入細胞，留在的血液中，就會引起高血糖，這是「胰島素抗阻」形成的現象，造成細胞內沒辦法得熱量，糖分以脂肪積蓄，尤其是囤積在肝臟和腹部（如啤酒肚）。

● **普通的狀態**

血管裡有很多葡萄糖的時候，很多胰島素被分泌。葡萄糖會被肌肉吸收，其結果血糖值下降。

● **胰島素抗阻性**

有胰島素抗阻性的話：雖然胰島素被分泌了，葡萄糖不太會被肌肉吸收，其結果血糖值不會下降。

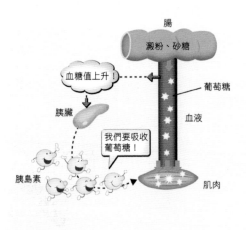 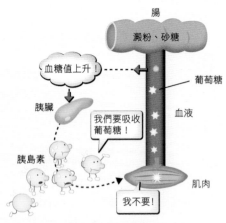

12 如何知道自己的胰臟分泌多少胰島素量？

Dr. 克勒：空腹驗血，測定血中的 C 肽（C-Peptide），可以間接反應胰島素的分泌情況。C 肽是在胰臟造成胰島素的過程中發生的物質。胰島素和 C 肽一起從胰臟分泌到血液中。C 肽反應胰臟分泌的胰島素量，可以知道胰臟分泌胰島素的能力，而比胰島素還要精確。

C 肽的數值高的話，胰臟分泌胰島素的能力大，數值少的話，分泌能力弱。若是胰臟分泌胰島素的能力差，只要實踐限糖飲食和規律的運動可以獲得改善。空腹時血中 C 肽基準值：C 肽：1.0～3.5ng/ml（跟著檢查機關，有基準值的偏差）。

13 碳水化合物和糖質有什麼區別？

Dr. 克勒：糖質和膳食纖維的總稱為碳水化合物。人體吸收糖質會做為熱量能源使用。膳食纖維是人體消化系統中不被吸收的物質，比如天然代糖「赤藻糖醇」是 99% 碳水化合物，但不含熱量。關於特別的飲食上稱為「限制碳水化合物」就是「限制糖質」。糖質有各種種類，如單糖（葡萄糖）和幾個單糖在一起的（糖類：雙糖類、三糖類、多糖類、酒精糖等）。

什麼是糖？ 碳水化合物

膳食纖維	糖質
不消化，排出體外	被吸收，變成熱量　糖類

57

[實踐限制糖質飲食，自己控制血糖]

14 實施限制糖質飲食，應避免吃什麼食物？

Dr. 克勒：基本上避免糖及澱粉類食物。一般的糖果、蛋糕、果汁、含果糖的飲料（包括無酒精飲料）等高糖質食物，尤其是隱藏大量糖類的無酒精飲料，容易讓人上癮，長期喝會摧殘健康。

〈 高糖質食物**示範表** 〉

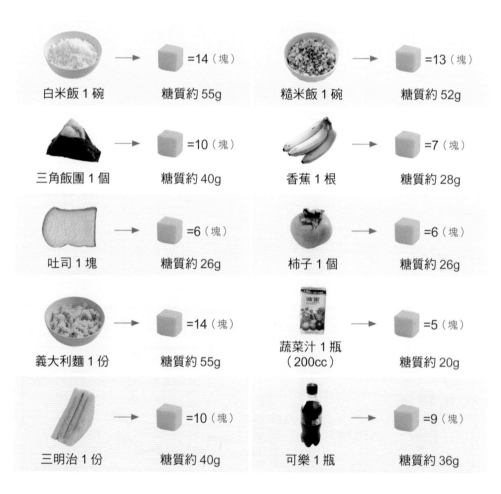

白米飯 1 碗 → =14（塊） 糖質約 55g	糙米飯 1 碗 → =13（塊） 糖質約 52g
三角飯團 1 個 → =10（塊） 糖質約 40g	香蕉 1 根 → =7（塊） 糖質約 28g
吐司 1 塊 → =6（塊） 糖質約 26g	柿子 1 個 → =6（塊） 糖質約 26g
義大利麵 1 份 → =14（塊） 糖質約 55g	蔬菜汁 1 瓶（200cc） → =5（塊） 糖質約 20g
三明治 1 份 → =10（塊） 糖質約 40g	可樂 1 瓶 → =9（塊） 糖質約 36g

高糖質食物不一定是甜的，所以容易混淆，譬如白米飯、麵包、麵等都是屬於高糖質食物，容易造成血糖急劇上升，而食用精製澱粉做的白麵包等於跟吃砂糖一樣，還有很多調理加工食物也會隱藏不少糖分。只要知道必須避免食用的糖及澱粉的食物，學會如何選擇低糖食物和食材的竅門，自己在家動手做，你還可以吃很多其他好吃的東西！

〈 低糖質食物示範表 〉

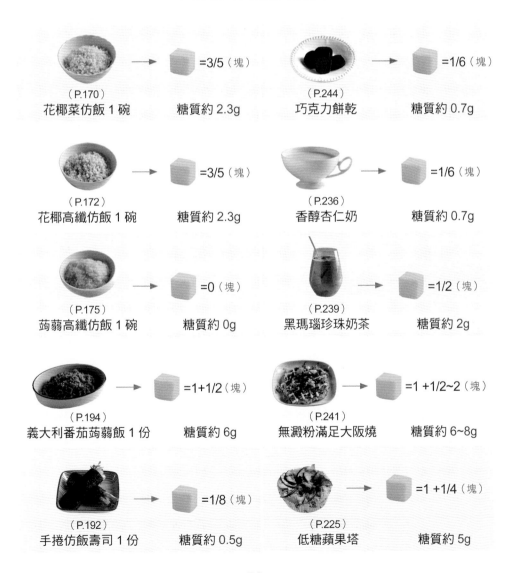

（P.170）
花椰菜仿飯 1 碗　　=3/5（塊）　　糖質約 2.3g

（P.244）
巧克力餅乾　　=1/6（塊）　　糖質約 0.7g

（P.172）
花椰高纖仿飯 1 碗　　=3/5（塊）　　糖質約 2.3g

（P.236）
香醇杏仁奶　　=1/6（塊）　　糖質約 0.7g

（P.175）
蒟蒻高纖仿飯 1 碗　　=0（塊）　　糖質約 0g

（P.239）
黑瑪瑙珍珠奶茶　　=1/2（塊）　　糖質約 2g

（P.194）
義大利番茄蒟蒻飯 1 份　　=1+1/2（塊）　　糖質約 6g

（P.241）
無澱粉滿足大阪燒　　=1 +1/2~2（塊）　　糖質約 6~8g

（P.192）
手捲仿飯壽司 1 份　　=1/8（塊）　　糖質約 0.5g

（P.225）
低糖蘋果塔　　=1 +1/4（塊）　　糖質約 5g

15　我什麼時候開始限制糖質飲食才對？

Dr. 克勒：立刻開始！即使身體健康，沒有血糖問題，還是值得進行限制糖質飲食，尤其是年齡在 40 歲以後，最好重新檢視自己的飲食習慣。根據醫學臨床實驗數據顯示，限制糖質飲食法有益於健康與體態維持，更重要的是能夠減少肥胖與糖尿病的機會，以及有效避免肥胖問題，降低高血脂、高血壓、腰腹脂肪、高血糖、炎症等疾病的發生率。

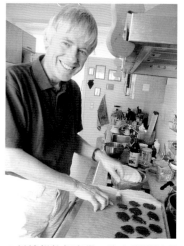

▲低糖餅乾超容易，沒有廚藝料理的新手也沒問題，只要攪拌、成形、烤，成就感十足。

很重要，所以再說明一次，高糖質的食物不一定是甜的東西，所以容易造成混淆，例如白米飯、麵包、麵等都是高糖質食物會造成血糖急劇上升。食用精製過澱粉做成的白麵包就如同吃砂糖一樣。此外，現在很多加

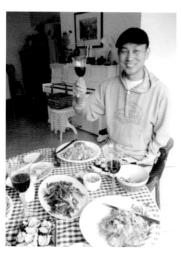

▲吃安心的低糖料理，喝一杯紅酒，即使不能喝啤酒，也沒有關係！

工食物內含不少糖分，也需特別留意，因為有些加工食物會戴着面具，或製造者的認知錯誤，例如：用代糖做的餅乾叫「無糖」（材料的麵粉含有高糖質），或者用蕎麥粉做的叫「低糖麵包」（蕎麥粉含有高糖質），無添加糖的天然水果「思慕昔」（過量水果會引起高血糖）等。有時候我們也會誤會，沒有特別注意到商品婉轉的詞句，認為是安全的低糖食品。為了保護健康，我們要學會如何選擇食物和食材的竅門，自己動手做依舊能夠享用美食！

16 進行限制糖質飲食後，血糖值正常，就代表患糖尿病的風險消失嗎？

Dr. 克勒：糖尿病（包括前期）是否能夠痊癒，要看你過去患病的嚴重度和胰臟受到傷害的程度而定，繼續實踐限制糖質飲食、運動，就能自己控制血糖，預防糖尿病病變。如果是肥胖引起的第二型糖尿病前期或輕症，在減肥後，有較大的機率能夠治癒。但又回到以前的飲食習慣的話，還是會有罹患糖尿病的風險。

17 目前吃降血糖藥，可以開始限制糖質飲食嗎？

Dr. 克勒：如果你已經在口服第二型糖尿病藥或者打胰島素的話，請先向醫師諮詢。因為限制糖質飲食馬上會出現效果！服用降血糖藥或是注射胰島素的人會陷入很危險的低血糖狀態。

接受醫師的指導，開始實踐限制糖質飲食。以後必須天天量餐後的血糖值，隨時監測，讓你清楚地知道，吃什麼食物會影響血糖。（*為了達到這個目的，上述的 24 小時持續測血糖的血糖機是個神器。詳見 P.48*）

減少口服藥量或者胰島素量也是可能的事。確實有第二型糖尿病人，能完全停止吃藥。你可以實踐限制糖質飲食自己控制血糖。只要吃得對，開始限制糖質飲食後，偶爾用血糖機量血糖，以確認你選擇的吃法帶來了好的影響。首先在你住的地區，找到理解限制糖質的醫師，這是一件很重要的事！

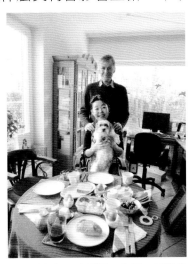
▲ 低糖麵包、煮雞蛋、起司、新鮮的蔬菜及咖啡是我們平常的早餐。

18 「斷食」對限制糖質飲食的人好嗎？

Dr. 克勒：很好！斷食也是調整身體與保持健康體能的方法，自己控制血糖讓胰臟可以休息！要記得攝取足夠水分。我自己一天吃兩餐（早午餐和晚餐），每個星期五晚上不吃晚餐，晚餐在八點鐘以前結束，直至第二天早餐前不要再吃！

連續 15 個小時的「間歇斷食」會帶來好的健康效益，例如：燃燒脂肪、解除便秘、提升新陳代謝等，且讓肝臟休息，可以活化排毒機能，減少血液裡多餘的膽固醇，強化身體自然的治癒力。週末斷食，建議星期五晚餐吃少量，星期六斷食當天需攝取足夠的水分（喝蔬菜汁、清湯都可以）。星期天再開始正常飲食，要先吃對胃不會造成負擔的食物，例如蔬菜湯，避免高脂肪的食物，慢慢地回到平常的飲食。

有慢性病患者，需先向醫師徵求意見。懷孕的人和成長期的年輕人不宜斷食。

19 限制糖質的人可以吃水果嗎？

Dr. 克勒：要看水果種類，吃的量和甜度，可以限量吃。最近的水果甜度很高。你想像在一百年前的水果，沒有農藥，還沒有改良，外型大多是醜醜、形狀很小又味道很酸，和現代的水果不一樣，口感甜，外型大又漂亮，都是反覆改良的結果。雖然水果含有豐富的維生素，但不適合限制糖質飲食的食物。

你吃水果的時候，可以看附錄糖質一覽表（詳見 P.258），兩餐間算出相當糖質 5g 的量。台灣產出的水果，如橘子、西瓜、芒果、荔枝、鳳梨、葡萄等，糖質很高，糖質 5g 的話，只是一小口。

[減肥和限制糖質飲食]

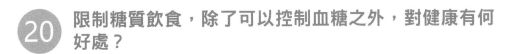

20 限制糖質飲食，除了可以控制血糖之外，對健康有何好處？

Dr. 克勒：可以有效減重，且終身不復胖。在德國地區肥胖的問題特別嚴重，經常有嘗試過很多種節食法，但還不能減肥的人來我的診所諮詢，我介紹他們限制糖質飲食的觀念和吃法，並指導他們製作低糖黑麵包的食譜（對於大多數的德國人，不能吃麵包是個很大的煩惱）！

根據我多年的診療經驗，發現長期實踐限制糖質飲食還能改善高血脂、高血壓等症狀；又能預防動脈粥樣硬化。因此採用限制糖質飲食，不但能預防心血管疾病、脂肪肝、還能抗老化、全面改善身體的健康。

 Dr. 克勒醫師診療室

肚子比較胖，跟健康有關係嗎？

不要輕視腹部的肥胖。「青蛙肚」的腹部，它就不是脂肪倉庫，而是活性組織，會產生一種物質叫「細胞因子（cytokine）」，這種細胞因子會引起在胰臟內炎症和血管內皮細胞機能不良。隨著年紀大，炎症會愈來愈多。攝取高碳水化合物的食物和肥胖，會加速炎症的發生，造成動脈硬化，胰臟機能不良，因而容易罹患心臟病和腦筋退化。由以上可以得知，預防炎症十分重要，請立即執行限制糖質飲食能讓「青蛙肚」的腹部消失，恢復健康的體質！

21 在台灣，有很多肥胖的人想要知道最有效的減肥方法，限制糖質飲食有效嗎？

Dr. 克勒：限制糖質飲食已被證實，能夠很順利達到減肥的效果！不必特別注意吃的量、不需要計算卡路里，只需要注意吃下肚的是什麼食物，例如肉類、魚類、蔬菜、無澱粉食物和無糖無澱粉甜點都是可以吃的。食物的種類多，只要避開糖及澱粉兩種食物。初期實踐限制糖質的讀者可以參考本書 Part 4 的減糖健康廚房提供的食譜。

————⟨ 吃得對，不但可以吃飽，還能減肥！ ⟩————

吃低糖食物一個星期就會有變瘦效果

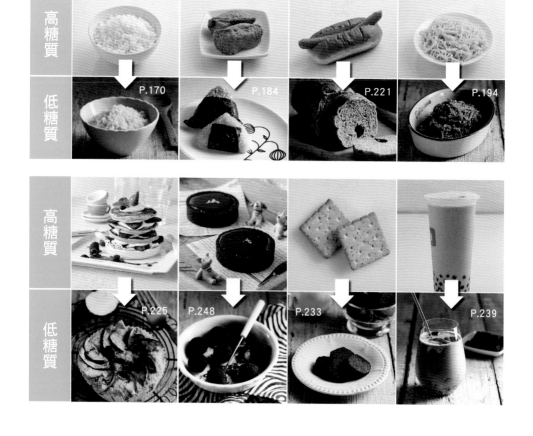

22 低脂食物對改善糖尿病或減肥有效果嗎？

Dr. 克勒：脂肪常常被誤認為是個「壞蛋」，關於糖尿病的許多書也異口同聲地建議食用低脂、少油和全穀全麥食物及計算卡路里方法等等，導致民眾自然而然地選擇低脂的食物，認為低脂食物可能可以減肥，但攝取高糖質的全穀和全麥食物是不能避免餐後血糖迅速上升。

脂肪是身體重要的營養素，血液中的每個細胞必須依靠健康的脂肪能量。脂肪不影響血糖。可是，限制糖質飲食，不是指你可以亂吃肥肉或動物性脂肪，而是吃適量蛋白質豐富的肉類，尤其是魚類。可以多吃好油，如冷壓橄欖油、紫蘇油、椰子油、苦茶油等。

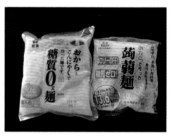

▲ 蒟蒻是零糖質食物，適合限制糖質人食用。

23 減肥後，可以再開始吃米飯或麵包嗎？

Dr. 克勒：建議減肥後，還是可以輕鬆的進行限制糖質飲食，避免食用澱粉類食物，以及重返過去不好的飲食習慣，否則容易導致「溜溜球現象（Yo-Yo-effect）」，白費之前執行限制糖質飲食，又進入一種增胖再減肥的循環，一直重複對健康非常不好，容易造成胰臟機能的問題。但無論如何，50 歲以上最好減少食用白米等精白加工的食品。

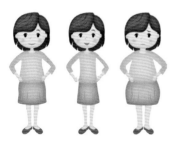

▲溜溜球作用反覆肥胖和減肥狀態。

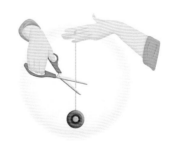

▲斷掉溜溜球循環！

24 減肥後血糖值正常化，可以認為糖尿病治好了嗎？

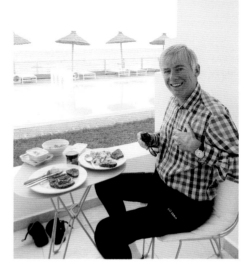
▲ 帶著家裡烤好的低糖麵包，到希臘的克里特島享受減糖下午茶。

Dr. 克勒：可以。第二型糖尿病會治好，但這要看你以前罹患的糖尿病嚴重程度和胰腺的傷害程度而定。遺傳引起的第一型糖尿病雖然不好治，但是目前有很多第一型糖尿病的人，實踐限制糖質飲食之後，就減少降血糖藥或施打的人工胰島素的用量，而成功控制血糖。

如果你是第二型糖尿病，沒那麼嚴重的話，在減肥後，治好也很有可能的。但不要忘記，定期驗血很重要！一定要知道自己的血糖狀態。從預防成人病的觀點來看，輕鬆繼續實踐限制糖質還是最理想的。

25 生酮飲食或者限制糖質飲食，哪一個減肥效果比較好？

Dr. 克勒：生酮飲食不能吃醣類，其特色是每天攝取油脂 80％、蛋白質 15％、蔬菜 5％，水果少吃，只能吃藍莓及黑莓等。

脂肪攝取占總熱量六到九成以上，糖質一天攝取在 40g 以下，每餐 10 ～ 20g 左右，蛋白質攝取量是體重每公斤 1 ～ 2g。生酮飲食原本是控制兒童難治性癲癇的飲食，因為也有減脂肪的作用，目前備受許多減肥者關注。

限制糖質飲食的減肥特色是一天糖質最多控制在 100g 左右，大多數的人能減肥。這個限制糖質飲食法，對減肥的人也很有效，而且很

容易減肥！不必特別注意吃的量，不需要計算卡路里，只要避開糖及澱粉的食物。

可以吃的食物很多。各種各樣的食物種類選擇，營養素不會不足。選擇的基準是糖質含量不多的食材。例如：魚類、肉類、蔬菜、黃豆製品、雞蛋、起司、堅果、沙拉生菜、青菜類等，無澱粉食物和無糖甜點都可以吃的。

為了減肥要不要實踐生酮飲食是你的選擇。有些人實踐生酮飲食控制血糖，但胰臟不正常的人為了預防糖尿病控制血糖的話，以嚴格的限制糖質飲食能提升酮體，效果會跟生酮飲食一樣好，不必特別進行生酮飲食。利用生酮飲食減肥只能進行一段時間，得到了目標的體重可以停止節食，請記得，胰臟不正常的人預防糖尿病是一輩子的事，應該考慮是否容易持續進行，最好諮詢專業醫師的建議。

生酮飲食和限制糖質飲食的比較表

	生酮飲食	限制糖質飲食（嚴格的）
脂肪攝取比例	約 80%（正式 87%）。	攝取量不一定，而且不限制。
一天的糖質量	一天總攝取量的 5%，40g 以下	約 50g ～ 60g
效果	小兒難治性癲癇治療，很快減肥，控制血糖。	減肥，控制血糖，預防成人病。
飲食內容	主要食物：高脂的肉類和魚類，動物性和植物性油脂食品。如 100% 中鏈脂肪酸油（MCT 油），建議生飲攝取及定量。	不含澱粉，低糖的食物。
實踐期間	★ 治療目的：限期，如兩個星期。 ★ 減肥或控制血糖：長期，但各人見解不同，贊成與否都有。	★ 要控制血糖的人：短期，長期，不一定。 ★ 很多人決定繼續一輩子。

[控制高血糖和限制糖質飲食]

26 開始限制糖質飲食後，如何知道我吃的對不對？

Dr. 克勒：如果你要知道自己的飲食是否吃的對？那麼就看驗血結果（千萬不可忽略定期驗血的重要性，一定要知道自己的血糖狀態）。

最簡單的方法是自我檢測，例如每個星期自己測量餐後的血糖，一小時後和兩小時後，就能掌握自己的血糖狀態，或者到檢驗所驗血，了解自己的糖化血色素變化。

空腹
未滿100mg/dl
1小時後
未滿160mg/dl
2 小時後
未滿140mg/dl（理想：未滿125mg/dl）

Dr. 克勒醫師診療室

限制糖質飲食 vs. 限制碳水化合物

一般來說，是的。碳水化合物含有糖質和膳食纖維，而主要是避免糖質攝取。膳食纖維對身體很重要，一定要攝取它，達到促進整腸作用，而且可以排毒（將身體囤積的老廢物排出等），對進行限制糖質飲食的人很重要。大部分的碳水化合物含的糖質，所佔的比例很高，對限制糖質飲食的人不合適。飲食上稱為「限制碳水化合物」，即是「限制糖質」。

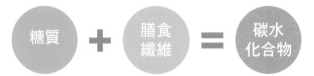

	糖質（要避免）	膳食纖維（積極的攝取）
特色	只有熱量，沒有營養價值，會使血糖飆高。	人體消化系統中不被吸收的物質，預防成人病。
種類	單糖（水果、蜂蜜含的葡萄糖、果糖）、雙糖、三糖類（砂糖、牛奶含的蔗糖、乳糖）、多糖類（穀類、芋頭含的澱粉）等。	水溶性纖維（海藻類含的藻朊酸、蒟蒻粉、納豆、秋葵、明日葉等）和非水溶性纖維（菇類、杏仁、酸菜、芝麻、韭菜等）。 因膳食纖維是人體消化系統中不被吸收的物質，例如天然代糖「赤藻糖醇」是 99％ 碳水化合物，不含熱量，是可以安心食用的甜味劑。

27 肥胖的兒童也可以進行限制糖質飲食嗎？

Dr. 克勒：現代的兒童也會陷入第二型糖尿病的危機。在日本的香川縣是進行小學生的糖化血色素檢查的唯一的地方，因為香川縣的成人罹患糖尿病率特別高，所以實施了兒童的驗血。2015 年的結果（2016 年發表），10 歲的兒童，已經有一成以上出現代謝綜合症的徵兆：男孩 13.5%，女孩 10.6% 有肝機能或脂質異常，而男孩 14.5%，女孩 13.6% 有將來罹患糖尿病的高風險，都有增加的傾向。香川縣的名產是烏龍麵，很多居民日常習慣吃高澱粉食物。

罹患第二型糖尿病的兒童，八成隨著肥胖，而內臟脂肪積蓄。年輕人的胰島素分泌能力還很大，但胰島素功能困難，出現「胰島素抗阻」。解決方法就是避免偏於高糖質的碳水化合物的食物，以及清涼飲料，因為主成分是糖分。我建議，攝取豐富蛋白質的食物和好品質的油脂，為了維生素和礦物質，攝取綠葉蔬菜和不太甜的水果（適量），確保足量的卡路里，彌補運動不足。父母在家可以示範，譬如：晚餐一起實踐限制糖質飲食。

28 聽過我們為了健美需要「抗糖化」，是什麼意思？

Dr. 克勒：體內的糖化是，攝取的糖分和體內的蛋白質結合，而合成最終糖化產物 AGEs（Advanced Glycation End Products），即是劣化的老化物質，破壞皮膚的膠原蛋白，引起老化、皮膚皺紋、鬆弛、斑點，破壞骨膠原等，增加的 AGEs 影響體內的細胞，會引起糖尿病。簡單說，在餐廳吃牛排後，吃冰淇淋，這樣的飲食組合即會引起體內的糖化。

能清除的 AGEs 的天然成分是綠茶、維生素 E 和 C、α-硫辛酸（Alpha-lipoic acid）降低 AGEs（1 天攝取 500 毫克）。我自己每天喝幾杯綠茶，攝取維生素 E 和 C、α-硫辛酸（注意：α-硫辛酸有降血糖效果，但注射胰島素的人和服用降血糖藥的人，請小心使用。又可能抑制 T3 甲狀腺素生成，甲狀腺功能低下者不要使用，還有孕婦和哺乳媽媽勿攝取）。

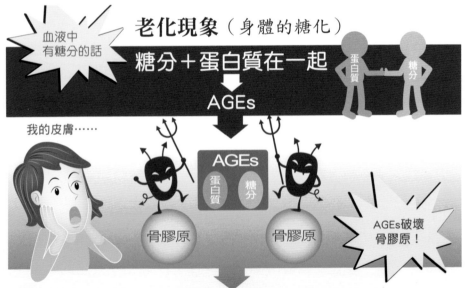

血液中有糖分的話

老化現象（身體的糖化）

糖分＋蛋白質在一起

蛋白質　糖分

AGEs

我的皮膚……

AGEs
蛋白質　糖分

骨膠原　　　　骨膠原

AGEs 破壞骨膠原！

AGEs 引起皮膚老化
（產生皺紋，沒有光澤、皮膚鬆弛、有斑點等現象）

29 我的朋友 60 歲,每餐吃白米飯或白吐司,但血糖還會正常,為什麼會這樣?

Dr.克勒:有的人一輩子大量喝酒或者不停地吸菸,還是活得很長。這就像中樂透,與機率有關。我們要很清楚地觀察人口和罹患糖尿病的比例,就能理解第二型糖尿病是跟不良的飲食習慣、運動不足、精神方面的壓力、過量的飲酒和過度吸菸有關係。

也有特殊的例子:在東南亞熱帶叢林住的有一種少數民族,大部分只攝取番薯類,但沒有糖尿病。可能他們整天在森林裡活動或勞動,過原始生活,或是胰臟機能跟他們的飲食適應。關於糖尿病,每個人的胰臟機能和適應力不一樣,我們最好按照自己的適應能力攝取食物,這是預防糖尿病最好的辦法。

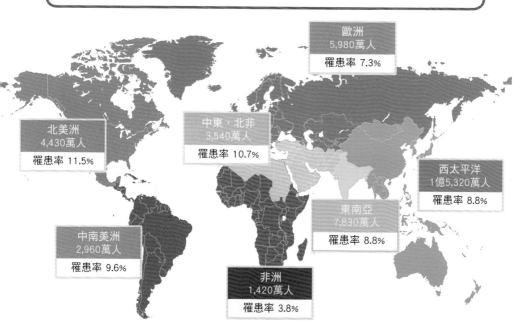

全球糖尿病人口數 4 億 1,500 萬人 (2015 年)

2015 年世界各地區的糖尿病總人數及罹患率 (20~79 歲)
出處:IDF Diabetes Atlas 2015(國際糖尿病協會)

30 很多醫師推薦用控制卡路里降血糖？這是好方法嗎？

Dr. 克勒：目前有很多醫師提倡「控制卡路里治療糖尿病」，那麼醫師對於瘦體型的人怎麼診療呢？本來是瘦的人，若是實踐低卡節食會變得更瘦，但是血糖值也愈來愈高，怎麼辦？

有些亞洲人的胰島素分泌功能，只有西方人的一半。對於胰島素分泌差的亞洲人來說，情況不一樣。尤其是肥胖引起糖尿病的人攝取卡路里少的話，就能減肥，有時候胰島素分泌也會正常化。但本來胰島素分泌功能差的話，雖然有減肥，但還是不能控制血糖，只會繼續惡化。針對要自己控制血糖的人，計算卡路里的方法是沒有用的，唯有實踐限制糖質飲食的方法，才能有效降低血糖值。

31 一天可以攝取多少糖質？

Dr. 克勒：按照年齡、體重、血糖狀態、胰島素分泌量、有無運動及目的（減肥或改善血糖值），依上述條件的區別判斷！一般來說，要控制血糖或者很快減肥的話，攝取的糖質量少（一天 30～60g），效果明顯。

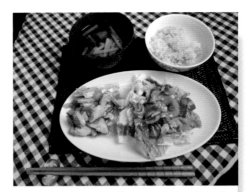

▲ 我的晚餐有糖醋魚，味噌湯，蒟蒻仿飯、蔬菜沙拉（糖質約7g）。

你可以試試看一天 50g 以內，飯後測血糖，或兩三個月後抽血檢驗糖化血色素。有的人可以攝取多點糖質，可以維持安全範圍的血糖值。在亞洲第二型糖尿病蔓延，大多是以白米飯當主食的地區，改變主食觀念難度高。

32 嚴格的限制糖質飲食，能攝取多少糖質？

Dr. 克勒：美國的糖尿病醫師－「伯恩斯坦」博士，自己有第一型糖尿病，實踐特別嚴格的限制糖質飲食，減少施打胰島素的用量。一天的糖質攝取量是 30g 以內（早餐 6g、午餐 6g、晚餐 12g）。

日本的糖尿病醫師－「江部康二」醫師，以前罹患過二型糖尿病，現在自己控制血糖，建議一天的糖質量是一天 48 ～ 60g（早餐 12 ～ 15g、午餐 18 ～ 22g、晚餐 18 ～ 23g）。「江部康二」醫師執行限制糖質的標準是超級嚴格的。

33 您目前也實踐限制糖質飲食，控制血糖嗎？

Dr. 克勒：四十年前，我母親五十五歲時，罹患輕度第二型糖尿病，所以我早點開始注意自己的血糖值。那時候還沒有限制糖質飲食的觀念，大家認為吃全麥麵包、雜糧食物、少肉、少油是維持健康的基本。我快六十歲的時候，糖化血色素每年逐漸地

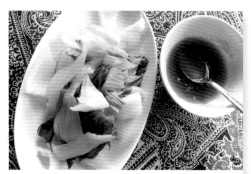

▲醬汁用關華豆膠，取代澱粉勾芡！（糖質約3g）

上升起來了，就開始學美國、德國及日本糖尿病專門醫師的限制糖質飲食的方法。

我進行的是比較輕鬆的飲食法—早午餐 20g ～ 30g、晚餐 40g ～ 50g、零食 5 ～ 10g 左右。

我的糖化血色素在七年前是 5.9，開始限制糖質飲食後，控制的很好，沒有超過 5.7，且這兩年維持在 5.2 ～ 5.4。

34 糖化血色素反應長期血糖值，為什麼重要？

Dr. 克勒：空腹血糖值有時候不可靠。糖化血色素（HbA1c）可以檢測出帶有葡萄糖的紅血球比例。由於紅血球的壽命有兩三個月，然後身體會產生新的紅血球，因此糖化血色素檢驗可以知道過去這一段時間的平均血糖值。糖化 (Glycation) 就是表示紅血球上面黏的葡萄糖。數值越高，糖化程度越嚴重。

糖化的過程

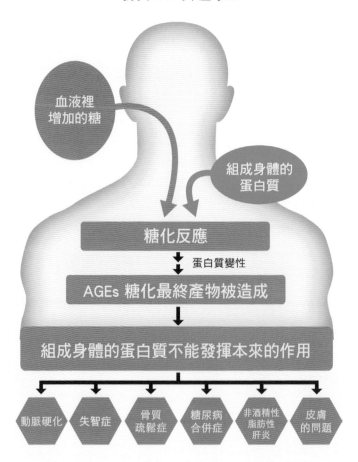

血液裡增加的糖

組成身體的蛋白質

糖化反應

蛋白質變性

AGEs 糖化最終產物被造成

組成身體的蛋白質不能發揮本來的作用

動脈硬化　失智症　骨質疏鬆症　糖尿病合併症　非酒精性脂肪性肝炎　皮膚的問題

[素食者的限制糖質飲食]

35 我是素食者，怎麼實踐限制糖質飲食？

Dr. 克勒：素食者需要特別留心吃多點蛋白質，攝取起司、蛋、植物性的蛋白質和好油。重點是確認一天足夠的總熱量。這個原則也適用葷食者和要減肥的人。進行限制糖質飲食時，由於熱量不夠，皮膚變粗糙，精神不好，身型枯瘦會顯得比年齡更老！

目前，新的植物性蛋白質食品的來源增加，如加工黃豆、羽扇豆或天貝的食品，蔬食者和全素食者的選擇範圍越來越廣。只要特別注意材料成分，例如有的加工食品含有玉米粉、米粉、麵粉等澱粉成分，不要食用。

36 健康的油脂是什麼？

Dr. 克勒：執行限制糖質飲食時，身體的能源大部分來自於蛋白質和脂肪。糖分會立刻讓血糖飆高，蛋白質只是很緩慢地讓血糖上升，不太會影響血糖值。攝取油脂，胰臟不必分泌胰島素，不會讓血糖值上升。我建議攝取含油酸豐富的冷壓植物油，例如：橄欖油、苦茶油、德國有機菜籽油及紫蘇油。此外，推薦多吃小魚或攝取魚油補充足夠的能源。

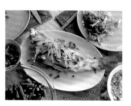

▲ 魚類是限制糖質的重要蛋白質來源。

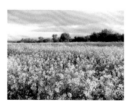

▲ 德國人吃冷壓菜籽油：一望無際的油菜花！

適用於炒煎類的烹調，但建議需要注意油脂的冒煙點，超過冒煙點的油會開始變質，對身體非常不好，例如冷壓橄欖油冒煙點是 130 ～ 175 度，使用冒煙點低的油，最好用水炒（蒸後或水煮後，把油撒上的方法）或低溫烹調，而苦茶油的冒煙點較高，適合用來煎炒炸食物。

〈 Omega-3、6、9 脂肪酸 〉

	油脂種類	建議攝取量
Omega-3 脂肪酸	亞麻油、荏油、紫蘇油、菜籽油 海魚（秋刀魚、沙丁魚、鯖魚、鯵魚、鮭魚）	● 增加
Omega-6 脂肪酸	玉米油、葵花籽油、大豆油、花生油、棉籽油	● 減少。 ● 常見的加工食品（餅乾、蛋糕、泡麵、美乃滋等）的人，Omega-6 攝取量已經過量。 ● Omega-6 脂肪酸的攝取量過多，會引起炎症、心血管病、癌症等嚴重疾病。
Omega-9 脂肪酸	橄欖油、苦茶油、菜籽油、酪梨油	● 常用油。 ● 可以增加熱量。

Omega-3 和 Omega-6 的攝取比率：1：4。Omega-3 的攝取比例，愈老愈高才好（1：2 ～ 1：1），攝取更多含 Omega-3 脂肪酸的食物（如鮭魚、核桃、酪梨、奇亞籽、亞麻籽等）

37 我認為椰子油長期以來有被誤解，歸類為飽和脂肪，您認為如何？

Dr. 克勒：最近引人注目的椰子油是屬於飽和脂肪油，但不是跟一般的脂肪酸一樣，含有「中鏈脂肪酸」，不含反式脂肪或膽固醇，在肝臟立刻被分解。但對於長期攝取椰子油有贊成與否的見解。椰子油對健康好或不好是不能一概而論，也不是每個人可以無條件被推薦的。

譬如，本來 LDL 膽固醇高的人要吃椰子油，一定要很小心。因為過量攝取椰子油還會把 LDL 膽固醇數值更高。LDL 膽固醇數值太高的人，而脂質代謝不順利的人，進一步再檢測 LDL 膽固醇的顆粒狀態：大顆粒或小顆粒的數量。小顆粒就是真的「壞」膽固醇，會傷害血管內壁。如果小顆粒很多的話，就要接受治療，並避免攝取含有飽和脂肪酸的食物，而且運動是讓小顆粒變到大顆粒的好方法。

如果每天攝取大量（一天 1 大匙以上）的話，我推薦定期去驗血，自己不僅知道糖化血色素值，也知道高密度脂蛋白（HDL）和低密度脂蛋白（LDL）數值，包括顆粒的大小，可以預防疾病的發生。

 Dr. 克勒醫師診療室

人造脂肪，很可怕

由於人造奶油（margarine）、起酥油（shortening）能增添食品酥脆的口感，容易長期保存，很多加工食品被使用，如可頌、餅乾、甜甜圈、蛋糕等。這些反式脂肪，長期攝取會阻塞血管，造成動脈硬化、心臟病或發炎症狀等風險，建議你要避免攝取含有反式脂肪的食品。

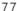

HDL 膽固醇與 LDL 膽固醇

限制糖質飲食多少帶點高膽固醇的問題。不吃米飯、麵、麵包等碳水化合物，吃多點肉類、蛋、乳製品等，含有飽和脂肪酸的食品，讓LDL膽固醇增加。膽固醇是細胞膜和荷爾蒙的材料，對於身體不可缺少。限制糖質飲食會讓HDL增加，但LDL也會增加。到底，LDL膽固醇是要撲滅的壞膽固醇嗎？

如上所述，LDL膽固醇的顆粒有二種型態，大顆粒和小顆粒。LDL膽固醇是把膽固醇運到末梢組織的「搬運車」，HDL是把在剩下的膽固醇回收的「吸塵器」。小顆粒LDL膽固醇和氧化LDL膽固醇是很危險的，會引起心肌梗塞、動脈硬化等症狀。

好膽固醇ＶＳ.壞膽固醇

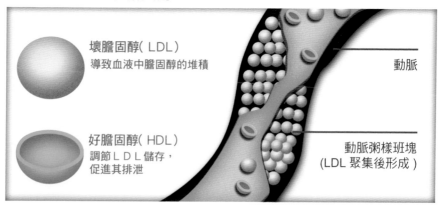

那麼，限制糖質飲食的人怎麼減少LDL？增加含Omega-3脂肪油的食物，Omega-9脂肪油的冷壓橄欖油和苦茶油。儘可能避免在外吃飯（Omega-6脂肪油過多），減少含有飽和脂肪的食物（牛肉、豬肉、乳製品），運動也很重要！

蛋黃是高膽固醇的代表食物。有的人一天吃七八個雞蛋（包含蛋黃），LDL膽固醇還是很正常，有的人不吃蛋黃，LDL膽固醇也很高。可能也許是由於遺傳基因，最好知道自己的LDL膽固醇狀態後，再調整高膽固醇食物的攝取量。

[運動與營養補充劑]

38 多少運動量，什麼樣的運動才合適呢？

Dr. 克勒：從人類的歷史來看，打獵、捉魚、收集堅果、游牧、耕地及勞動是非常自然的事，一直活動身體。現代人大多是過著八個小時坐立工作或一直玩電腦等不活動的生活。

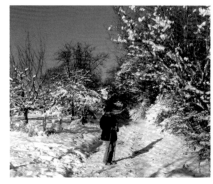

▲在寒冷的冬天，我們夫妻還是會到戶外健走做運動。

不必每天做強烈的運動，為跑馬拉松鍛練，或者攀岩，或爬四千米級的山。我建議健走，如快步行走或慢慢地（輕鬆地）跑步。去健身房、騎自行車、游泳 30 ～ 40 分，一個星期 3 或 4 次。

有一天在森林裡快步的時候，我碰見了一位大概 75 歲的男人，手持兩根專用手杖快步行走。他微笑著說：「你知道嗎？我這樣快步行走，使我的血糖降低 25mg ！」

39 我很胖，也不習慣運動，怎麼辦？

Dr. 克勒：如果你有肥胖問題（和血糖問題），進行限制糖質飲食，同時慢慢開始實行健走，如每天餐後去散步三十分，但不是緩慢，而是快步走，等你習慣健走以後，可以加其他的運動，如騎自行車、游泳或跑步，但不需要強化訓練。進行限制糖質飲食和健走的話，就會很快達到瘦身目標。

40 「HIIT 訓練方法」是什麼？

Dr. 克勒：HIIT 是 High Intensity Interval Training，高強度間歇訓練法，就是停停歇歇的高強度運動，作用於心臟，改善糖尿病效力很大。（開始這個運動前，請先跟醫師諮詢！）

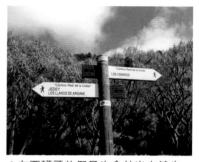

▲在西班牙休假日也會外出去健步，沿著橄欖樹林行走，日常目標7000步。吃飯後，等20分鐘健步，血糖就會降。

如果你在健身房用跑步機，可以自己調整強度。也可以不用跑步機實行 HIIT 方法，就在跑道上跑步。簡便實行是一個持續的關鍵，「堅持就是力量！」這個方法很簡單。先以快步的速度健步後，儘可能走 1 ～ 2 分鐘，然後再回到平常的速度。將這個走法重複 5 次。然後等你感覺體力提高，身體很好時，重複 10 次。注意脈搏。你的脈搏最多應該是從 220 減你的年齡。

例如 50 歲的話，220 － 50 ＝ 170。你的脈搏最多是 170。運動時的目標脈搏數是 170 的 80%，就是大約一分鐘 135。這是非常費力的，你大概會喘不過氣，每次限 1 分鐘，然後回到原來的速度，重複 5 次。當你身體更壯健的時候，把目標脈搏可以增加到 90%，就是（50 歲的話）150，每次 1 分鐘，然後回到原來的速度一兩分鐘，重複 8 ～ 10 次。

41 我沒時間運動！怎麼辦？

Dr. 克勒：每個人都有可以運動的時間，差別在於哪個是應該優先處理的事。如果還是抽不出空每天或定期運動的話，可以在日常生活中找機會，例如捷運站或在大樓不乘電梯改走樓梯，坐公車時早點下車，多走一兩個站牌的距離。吃了高糖質的食物的話，餐後馬上快步，血糖會降低得很快，自己的健康取決於改變及毅力。

[維生素與礦物質]

42 我沒注意過維生素 D，是重要的維生素嗎？

Dr. 克勒：它的效能對身體很重要，但驗血時要求檢查維生素 D 值的人很少。維生素 D 不像其它的維生素一樣，它的功能好像是一種激素。日曬充足的話，人體會合成維生素 D，而且身體需要維生素 D 才能吸收鈣。

43 那些人有維生素 D 不足的傾向？

Dr. 克勒：55 歲以下，日常吃肥魚類、日光浴，你的維生素 D 大概夠。但 55 歲以上，皮膚合成維生素 D 能力越來越少，腎臟活化維生素 D 激素的效率降低，很容易缺乏維生素 D。

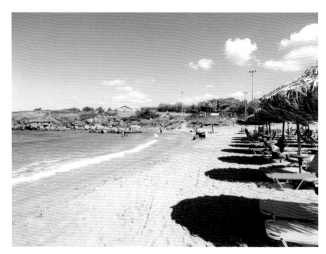

▲健步，曬太陽，吃魚，維生素D自然足夠！

年紀大了，冬天裡室內生活的時間多，沒機會日曬。結果，容易引起骨質疏鬆症。魚類含有維生素 D，植物性食品含量偏低，因此素食者必須特別注意維生素 D。驗血結果，如果發現不夠的話，從食物獲取多一點，或者也可以適當利用營養補充劑。

81

44 維生素 D 有什麼好處？

Dr. 克勒：

- **強化骨質：**維生素 D 是不可缺少的。缺少維生素 D 和鈣會引起骨質鬆症、頸椎彎曲或向前傾倒的姿勢。年老了，骨折是嚴重的問題。

- **大腦的健康：**大腦需要維生素 D，罹患阿爾海馬或帕金森氏病的風險會減少大約三分之二，而且可以預防記憶衰退和憂鬱症。

- **預防癌症：**維生素 D 能造成強化身體的免疫系統，可預防病毒性感染（如；流行性感冒）、預防乳癌、大腸癌和其他的癌症。

- **心臟的健康：**心臟病是台灣的第二個死因（第一是癌症）。維生素 D 會降低高血壓，預防新陳代謝性症狀（高血脂、高血糖、高血壓）。

45 可以隨便買維生素 D 攝取嗎？

Dr. 克勒：攝取適量的維生素 D 很重要！過量食用有毒害，過猶不及。攝取前，請跟你的醫師諮詢！你的血液需含有 40 ～ 50 毫克維生素 D。攝取維生素 D 和 K 一起。假如你平常吃綠色葉子的沙拉，不需要維生素 K，因此新鮮的綠色沙拉含足夠的維生素 K。

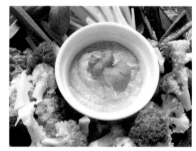

▲ 搭配埃及豆做的蘸料(P.165)，容易多吃一些新鮮生菜。

在一般的驗血，可能不會檢查維生素 D 值，除非你願意自費檢驗。無論如何，知道自己的健康狀況很重要。

46　女生特別需要什麼維生素？

　　Dr. 克勒：所有的維生素 B 對女生很重要，尤其是 B_6、B_{12}、葉酸。它們可調節新陳代謝，增進免疫和神經系統的功能，保護皮膚，形成紅血球，而且保護去氧核糖核酸（DNA）。

　　葉酸在快速的細胞分裂和生長過程中很重要，有的婦產科醫師建議每個女生為預防癌症攝取葉酸。暴飲暴食、抽菸、口服避孕藥等會減少血液中的葉酸量，讓血液質量低劣。

47　攝取營養素，有沒有不能混合攝取？

　　Dr. 克勒：攝取複方營養品（維生素和礦物質），要注意。同時攝取會造成各個維生素或礦物質的優點被相抵。例如：

 維生素 C 與硒：吃藻類、海產類、肉類、蛋黃等的人不太會缺少硒，但素食者要比較注意。驗血就能知道你的硒夠不夠（成人男生：30 微克／天，成人女生：25 微克／天，限量 210 ～ 300 微克／天），要攝取硒的人，不要跟維生素 C 一起攝取。

鋅與銅：鋅與銅是對身體非常重要的礦物質。如果補充鋅和銅的話，請在不同的時間攝取。吃含豐富銅的食物，如：可可粉、無糖或可可分量 85％ 以上的巧克力、牡蠣、酪梨、芝麻、腰果等，而含鋅高的食物，如瘦肉、豬肝、蛋黃、魚類、南瓜子等。

48　攝取營養素有沒有兩種一起攝取更好？

　　Dr. 克勒：維生素 D 與 K。雖然維生素 D 很重要，但過量的話，會引起動脈硬化。維生素 K 會預防 D 在動脈裏積蓄太多的問題。日常吃綠色沙拉的話，維生素 K 就應該足夠。

　　鐵與維生素 C（粉狀的維生素 C 可在藥局買到），維生素 A、D、E、K（脂溶性維生素）與含脂肪的食物。

49　有沒有可改善胰臟機能的礦物質？

Dr. 克勒：對胰臟重要的礦物質，如：鎂、鈣、鋅、鉻。

- **鎂**：最缺少礦物質是鎂，鎂在蔬果、穀物、向日葵種籽、堅果。尤其是腰果、菠菜、綠花椰菜等。

- **鈣**：雖然身體需要微量的鈣，但是鈣在胰臟分泌胰島素的輔助功能很重要。鈣在巴西堅果、海產、番茄、菇類裡。

- **鋅**：很多人缺少鋅。為胰島素的功能需要鋅。

- **鉻**：缺少鉻會引起高血糖。豐富含有鉻的食品是海藻類、香料（羅勒、洋芫荽、甜椒粉、咖哩粉）、可可粉、肉類、貝類等。

50　如何知道身體需要那些維生素及礦物質？

　　Dr. 克勒：舉例說明的這些維生素和礦物質，你只能通過驗血才能知道。驗血能給你很多身體健康指數的情報。請抽空去驗血，維護自己的健康。

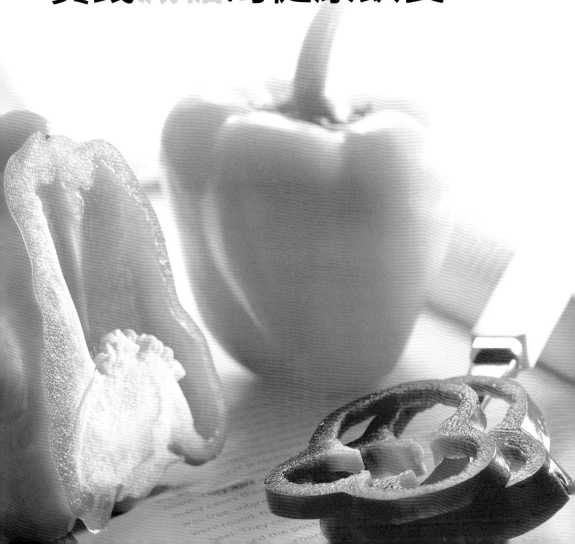

Part 3

實踐減糖的健康飲食！

低糖飲食的基礎

心靈與味覺的調整

一般來說，年輕人的胰臟功能多數是正常，沒有血糖的問題，有些人體型較胖需要減肥，一旦執行限制糖質飲食一段時間，達到自己的目標體重後，可以比較輕鬆地控制吃的量，就能維持理想的體重，除非重新開始吃澱粉食物，才會再增加體重。

有些胰臟功能不正常的人，一輩子、每天、每餐，都要注意吃什麼食物，若是吃不對食物的話容易造成血糖飆高。

看見想吃的食物，不可以吃，你會難過嗎？例如我剛剛開始執行限制糖質的時候，初期經常會感覺肚子一直餓，所以只要外出一定會隨身攜帶一包杏仁果當零嘴，而每次出國到日本旅行，借住在朋友家逗留，她們也會貼心為了我準備幾包烤好的杏仁果。

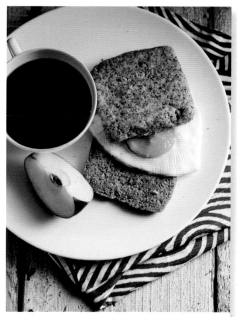

▲限制糖質飲食的吃法不是在於「節」食，而是讓減重的人可以吃飽。

澱粉食物的種類多，味道千變萬化實在是好吃，我們從小到長大持續吃澱粉為主食，這種飲食習慣是會成癮的。像我五十多年來每天持續吃白米飯、麵包、麵及甜食等澱粉類食物，突然間，發現血糖有問題，必須訣別經年累月習慣性的飲食

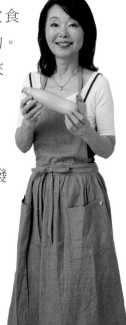

內容，當然不是一個很容易改變的事情。如果你決定要自己控制血糖，而且以後不要增添胰臟負擔的話，試試限制糖質飲食的吃法。相信許多有減肥經驗的人，已經嘗試了好幾種節食方法，經過實驗後，發現都不是簡單有成效的，因為掙脫飢餓感會引起急躁的情緒，反而減重沒成功造成更多的負面煩惱。

限制糖質飲食的吃法不是在於「節」食，而是讓減重的人可以吃飽，所以用限制糖質飲食減重是很容易成功，可以得到理想體重的目標。記得，限制糖質飲食不是「不能吃好吃的菜」，相反你的味蕾會變得更敏銳，追求美食新知的心會更大！

廚房食物的改變

如果你是住在家裡，但只有一個人在執行限制糖質飲食，那麼先到廚房整理一下，騰出「限制糖質飲食的食材空間」！限制糖質飲食是自主決定執行的，即使家人有高血糖的問題，你可以影響他們，但還不能強迫家人跟你一起進行選擇限制糖質飲食，最好是你進行之後，讓家人感受到飲食改變得到身心健康的成效。飲食的健康教育也是延續生命長度重要的一環！

1 去掉含糖的和澱粉食物

在廚房裡確保你的「限制糖質飲食的食材空間」之後，把全部的澱粉類食材「趕出去」，對地瓜粉、太白粉、米粉等粉類、麵類、米類（包括糙米）說再見。接著來檢查含糖的調味料類，加以注意哦！有些食材它會用別的甜蜜表現「偽裝」，如蜂蜜、葡萄乾等。尤其是加工食品和添加劑很多的食物會讓味覺遲鈍，也一併清除掉吧！

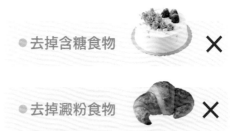

●去掉含糖食物 ✕

●去掉澱粉食物 ✕

2 開始 DIY 自做醬料

含糖量較多的醬料，已經不在你的專用空間，請打開你的大腦空間跟著本書學習各種常備的自製醬料，那麼可以加速完成各種低糖料理，美味又健康的佳餚輕鬆上桌哦！

〈 自製常備減糖醬料 〉

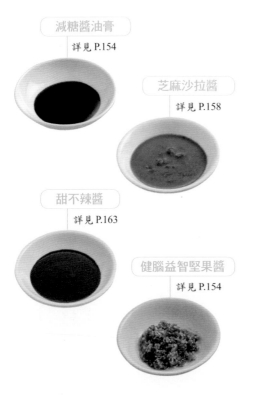

減糖醬油膏
詳見 P.154

芝麻沙拉醬
詳見 P.158

甜不辣醬
詳見 P.163

健腦益智堅果醬
詳見 P.154

3 採買調味料的食材

選擇純天然甘味料，如赤藻糖醇、甜菊糖（粉末或濃縮液）、無糖醬油及優質食用油（含有 omega-3 和 omega-9）。最好是帶放大鏡去看產品的成分是否有添加？譬如赤藻糖醇應該是 100% 赤藻糖醇，確認沒添加蔗糖或人工甘味料，無糖醬油不含有氨基酸，油不是跟 omega-6 系油混合的。

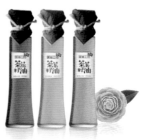

4 採買無澱粉及無糖食材

肉類、海鮮、蛋類、菇類、藻類、低糖水果（藍莓、番茄、奇異果、蘋果等），還有可保存的食材，如罐頭裝濃縮番茄汁、蒟蒻麵（米）、椰奶、

各類堅果等，還有乾貨類，如海苔、香菇、海帶、木耳、小魚乾、干貝等。限制糖質飲食可吃的食材，以新鮮的為主，避開加工食品。

一般的菜色都可以和家人吃的一樣，但還是要避開高糖或澱粉食材（如南瓜、馬鈴薯等）。此外，糖是癌細胞的養分，攝取砂糖本來就是不健康之道，為了家人健康改用赤藻糖醇和甜菊糖。

5 採買需要的廚房器材

好事不宜遲！至少要用到磅秤（量秤食物的用量）、手持式攪拌棒（可瞬間攪碎食物）、電動打蛋器（適合攪拌液體材料）、食物電動調理機及手動蔬果調理器（可輕易切碎食材），這五種是我每天做料理都會用到的廚房器材，例如：利用食物調理機就能瞬間將蒟蒻、花椰菜攪打成米粒細狀，製作各式的烹調料理超方便。

6 初期進行限制糖質飲食

如果你是住在家裡，一個人進行限糖飲食，那麼家人吃的菜，除了米飯、麵、麵包以外，

〈 必備的廚房器材 〉

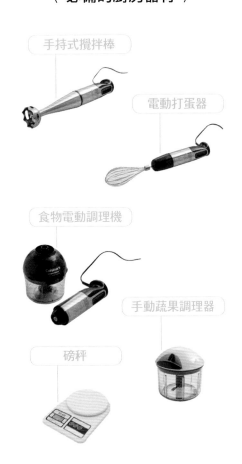

手持式攪拌棒
電動打蛋器
食物電動調理機
手動蔬果調理器
磅秤

89

[飲食習慣的大變革－食材替代]

〈 不用米的無澱粉主食 〉

白飯	蒟蒻麵、蒟蒻米、花椰菜仿飯＋洋車前子纖維粉	
糙米飯	花椰菜仿飯＋洋車前子皮＋無糖醬油	
壽司飯	蒟蒻麵（或蒟蒻米）＋花椰菜仿飯＋洋車前子纖維粉＋白醋＋赤藻糖醇	
糯米飯	花椰菜仿飯＋蒟蒻麵（蒟蒻米）＋寒天粉（或明膠）	
麵	1. 蒟蒻麵　2. 蒟蒻凍 3. 寒天絲　4 寒天粉＋水	
冬粉	洋車前子纖維粉＋冷開水	
蘿蔔麵	蘿蔔絲或櫛瓜絲	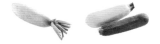

〈 不用米的無麩質點心 〉

仿麵包	加州杏仁粉＋洋車前子纖維粉＋雞蛋	
吐司	加州杏仁粉＋亞麻仁粉＋奇亞籽＋雞蛋＋奶油＋起司	

90

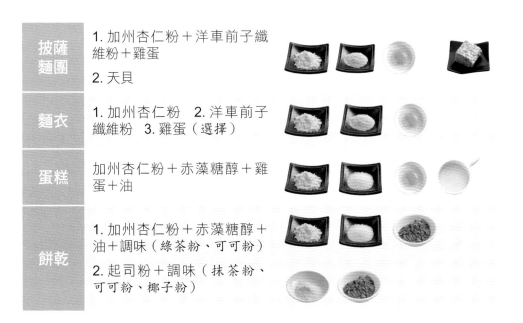

披薩麵團	1. 加州杏仁粉＋洋車前子纖維粉＋雞蛋 2. 天貝
麵衣	1. 加州杏仁粉　2. 洋車前子纖維粉　3. 雞蛋（選擇）
蛋糕	加州杏仁粉＋赤藻糖醇＋雞蛋＋油
餅乾	1. 加州杏仁粉＋赤藻糖醇＋油＋調味（綠茶粉、可可粉） 2. 起司粉＋調味（抹茶粉、可可粉、椰子粉）

〈 **無糖質**的超人氣飲品 〉

牛奶	1. 自製香醇杏仁奶（P.236） 2. 椰奶　3. 豆漿 （三種綜合）
砂糖	1. 赤藻糖醇　2. 甜菊糖 （二種綜合）
珍珠	黑咖啡 + 寒天粉 + 水

食物攝取的關鍵

水果類

　　我研究過很多糖尿病食譜書，有些內容還會推薦讀者吃水果。記得初期執行限制糖質飲食時，我也以為水果很健康，在台灣的街道上看到柳橙汁的小販，有時也會買一瓶，一口氣喝完，現在想想很可怕。曾經有一位第二型糖尿病患者，因為嘴饞偷吃半個西瓜，接著陷入了昏迷狀態。諸不知是果糖、葡萄糖、蔗糖等問題產生的危機。攝取果糖會增加肝臟負擔，其他的糖類還會影響血糖值升高。為了保護自己的身體健康，你可以根據糖質列表，攝取適量（最多 5g 糖質）食用，例如：蘋果 1/4 個、草莓 4 或 5 顆，或小木瓜 1/4 等食用量。

○糖質較少，吃適量！	△注意吃，不要攝取過量！	✕ 不吃含糖、含澱粉的食物！

〈 水果類**攝取建議食用表** 〉

酪梨○	百香果△	芭樂△	藍莓△	楊桃△
草莓△	紅龍果△	蔓越莓△	李子△	桑椹△
水蜜桃 ✕	蓮霧 ✕	荔枝 ✕	鳳梨 ✕	柿子 ✕

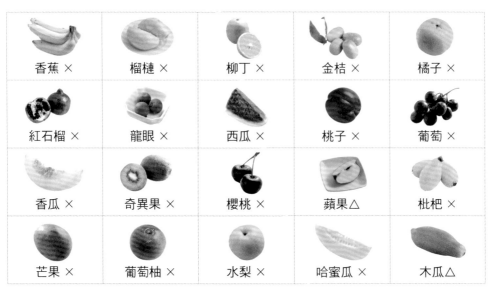

香蕉 ×	榴槤 ×	柳丁 ×	金桔 ×	橘子 ×
紅石榴 ×	龍眼 ×	西瓜 ×	桃子 ×	葡萄 ×
香瓜 ×	奇異果 ×	櫻桃 ×	蘋果 △	枇杷 ×
芒果 ×	葡萄柚 ×	水梨 ×	哈蜜瓜 ×	木瓜 △

○糖質較少，吃適量　△注意吃，不要攝取過量　× 不吃，含糖或含澱粉的食物

※ 雖然有的水果標上 X 的符號，但本書食譜單元中有使用到少許的量，重點只是為了香味和顏色搭配，還是屬於安全的範圍，例如芒果冰淇淋、鳳梨克拉達，還有蛋糕上面少量裝飾用等。

 小野聊天室

十幾年前，當時日本九州的小城市還是很難買到有機水果。有一天我走到一家有機店看到蘋果想要買，可是老闆有點難為情地告訴我：「那不是完全無農藥種植的，只是比較沒有農藥而已。」

我現在長期定居在德國，幾乎到處都可以看得見蘋果樹和櫻桃樹，尤其是春天開花季節景色非

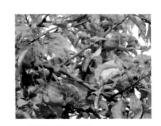
▲ 德國的蘋果樹。

常美麗，走在果樹園裡小徑散散步，猶如生活在世外桃源。但是現實總是殘酷的，有一天我直接目睹撒落在空氣中的農藥白煙後，我不買一般的蘋果或櫻桃。為了吃到安全的食品，而且對環境也好，雖然有機蔬果價格比較高，建議消費者必須支持有機農家，因為栽培無農藥的蔬果是非常費事的工作。

蔬菜類

　　小心高糖隱藏的危機。蔬菜的糖質少，可以攝取，但還是要知道 100 克含的糖質量，吃適量！青葉類都可以放心吃，如菠菜、地瓜葉、香菜等，不含糖質。

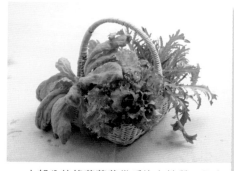

▲ 大部分的綠葉蔬菜幾乎沒有糖質，且含有豐富維生素和礦物質。

〈 蔬菜類 **攝取建議食用表** 〉

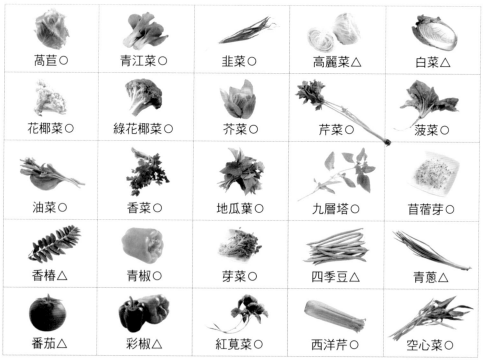

萵苣○	青江菜○	韭菜○	高麗菜△	白菜△
花椰菜○	綠花椰菜○	芥菜○	芹菜○	菠菜○
油菜○	香菜○	地瓜葉○	九層塔○	苜蓿芽○
香椿△	青椒○	芽菜○	四季豆△	青蔥△
番茄△	彩椒△	紅莧菜○	西洋芹○	空心菜○

○糖質較少，吃適量　△注意吃，不要攝取過量　╳ 不吃，含糖或含澱粉的食物

※ 有些蔬菜建議不要吃過量，如高麗菜或白菜，吃火鍋還要注意：高麗菜的中型葉片含 1.7g 的糖質，白菜的中型葉片含 1.9g 的糖質。番茄的品種很多，最近有些品種的糖度很高，建議選擇甜度低的品種。

根莖類

根莖類蔬菜有幾種糖質較高,例如南瓜、牛蒡、蓮藕、紅蘿蔔等,即使含有豐富的營養素和纖維,但對於限制糖質的人而言,依舊不適合食用,只能少量攝取,切記一次不要吃太多。

何謂過量?例如一根牛蒡(180g)含有18g的糖質,而你最多只能吃 30g 左右,糖質量就是 3g。一開始可以參考看書末的所附「常見食物含糖量速查表」。

品目		100g 中的糖質
南瓜		17.1g
牛蒡		9.7g
蓮藕		13.5g
紅蘿蔔		6.5g

〈 根莖類攝取建議食用表 〉

白蘿蔔○	洋蔥△	蘆筍○	大頭菜○	蒜頭△
薑△	百合 ×	紅蔥頭△	紅蘿蔔△	玉米筍△
蓮藕 ×	玉米 ×	竹筍○	甜菜根△	茭白筍△

○糖質較少,吃適量　△注意吃,不要攝取過量　× 不吃,含糖或含澱粉的食物

※ 在外面吃印度料理、法國料理的時候,要注意料理大多會使用大量調味料,如現成大蒜粉、薑粉、洋蔥粉等以及現成大蒜泥,這些濃縮化學調味品,所含的糖質相當高要注意食用。

薯類

山藥按照中醫養生食療是被當成治療糖尿病的食物，但山藥是含有高糖質的食材，若只是生吃的話，其黏液素（Mucins）可以有某種程度抑制餐後血糖值驟然上升。但建議高血糖的人還是應該注意攝取量，且不要加熱，因為山藥煮熟後會失去血糖抑制的效用，澱粉質不會避免餐後血糖的急劇上升，所以只要去皮，直接切片或擦山藥泥，吃少量。

曾聽過抗性澱粉（resistant starch），又稱為難消化澱粉，如冰的煮馬鈴薯（馬鈴薯沙拉）含

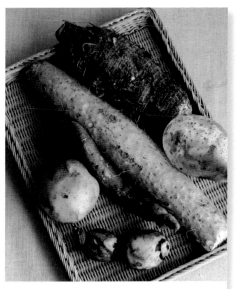

▲芋頭、地瓜、蓮藕、山藥，屬於含有澱粉的根莖類食材。

抗性澱粉，在體內進入血液比較緩慢，但高血糖患者的體質均有差異性，建議吃的話，一定要監測吃後的血糖值變化，確認此食材對你是否合適。

───────〈 薯類**攝取建議食用表** 〉───────

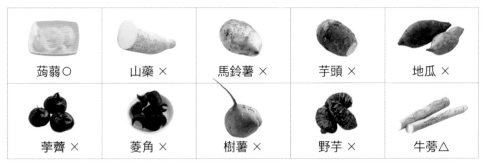

蒟蒻〇	山藥 ×	馬鈴薯 ×	芋頭 ×	地瓜 ×
荸薺 ×	菱角 ×	樹薯 ×	野芋 ×	牛蒡△

〇糖質較少，吃適量　△注意吃，不要攝取過量　× 不吃，含糖或含澱粉的食物

96

豆類

豆腐是低糖食品，利用豆腐製作限制糖質料理種類很多，例如在日本很有名的牛肉蓋飯連鎖店，現在販售「烤肉豆腐飯」，是採用粉碎的豆腐當作米飯，而歐美的素食用很多豆類，但有的豆類料理含有高糖質，必須謹慎食用。

此外，也不要忘記卓越的發酵食品：納豆。一盒納豆重量約有 50g，而所含的糖質是 3g 左右，其蛋白質含量豐富，且糖質低。有很多醫學專家推薦一天吃一盒納豆，因為納豆能預防心臟病、阿茲海默症。納豆所含蛋白質分解酵素「納豆激酶（Nattokinase）」能有效溶解血栓，而納豆激酶的效果時間是八個小時，早上血液中的血栓溶解活性低下，因此晚餐吃一盒有最大的效果。納豆也會預防經濟艙症候群，需要長時間坐飛機的人建議吃一盒納豆。

〈 豆類攝取建議食用表 〉

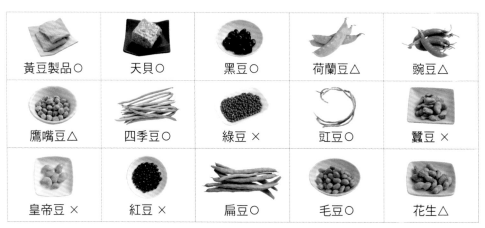

黃豆製品○	天貝○	黑豆○	荷蘭豆△	豌豆△
鷹嘴豆△	四季豆○	綠豆 ×	豇豆○	蠶豆 ×
皇帝豆 ×	紅豆 ×	扁豆○	毛豆○	花生△

○糖質較少，吃適量　△注意吃，不要攝取過量　× 不吃，含糖或含澱粉的食物

主食類

要快速減肥的人和要控制血糖的人，應避免澱粉主食能最快達到瘦身的目標，而正常化的血糖值。雖然胰臟正常的人可以吃低 GI 飲食的糙米飯，但對於高血糖的人而言，澱粉類食物還是會讓血糖驟然上升。

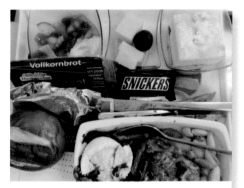

▲當我到國外旅行坐飛機的餐點，可吃的食物太少，因此我會自己帶低糖食物，例如：香煎雞肉、水煮蛋、寒天麵P.201，搭配飛機餐的生菜沙拉，營養均衡。

〈 主食類**攝取建議食用表** 〉

（P.170） 花椰菜仿飯○	（P.181） 仿稀飯○	蒟蒻麵○	（P.174） 蒟蒻仿飯○	（P.182）四角海苔仿飯包○
糙米飯 ×	（P.194）義大利番茄蒟蒻麵 ×	（P.184）三角海苔仿飯糰○	三明治 ×	冬粉 ×
義大利麵 ×	蕎麥麵 ×	烏龍麵 ×	燕麥片 ×	飯糰 ×
麵包 ×	吐司 ×	油麵 ×	壽司 ×	煎餃 ×

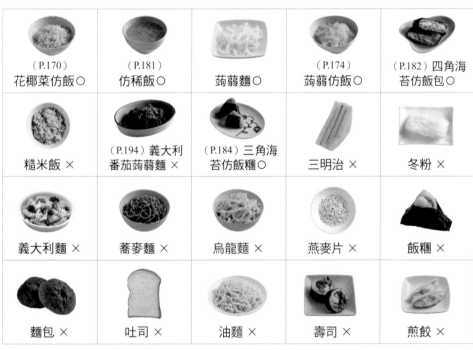

○糖質較少，吃適量　△注意吃，不要攝取過量　× 不吃，含糖或含澱粉的食物

小野聊天室

仿冬粉

糖質 0g
完成時間：7分鐘
冷藏保存：3天

[材料]
◆ 洋車前子纖維粉 2大匙
◆ 冷開水 90cc

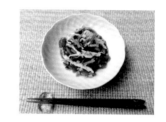

　　用微波爐真的可以簡單做出「仿冬粉」的口感，若是切成細條則可以做成甜點或涼拌料理！用微波爐製作一些低糖點心，確實非常方便，又可以製作出新的創意口感。

[做法]

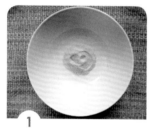

1
取洋車前子纖維粉 2 大匙、冷開水 90g，放入容器中攪拌均勻。

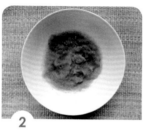

2
放入微波爐（600W）加熱約 3 分鐘。

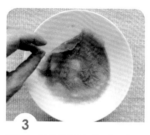

3
變成半透明的糊狀時，在碗邊黏成一片。

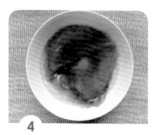

4
放在水中比較容易剝下來。

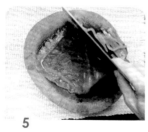

5
放涼後，用刀切（需要的形狀）。

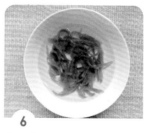

6
亦可切小塊，或切條狀，做變化料理，即成。

※ 為了最好的結果，大概需要兩三次的「試做經驗」，然後可以加減水分，調整自己喜歡的口感。

瓜果類

　　雖然很多瓜類的糖質較低，但建議還是不要吃過量，了解份量的多寡是首要之事，例如：100g 的冬瓜有多大？ 100g 的秋葵數量有多少個？請用磅秤學習食物測量。

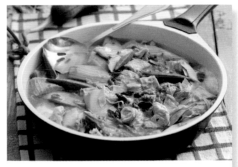

▲瓜果類含有豐富的營養素及礦物質，膳食纖維含量高，有助於延緩老化和增強免疫力。

⟨ 瓜果類攝取建議食用表 ⟩

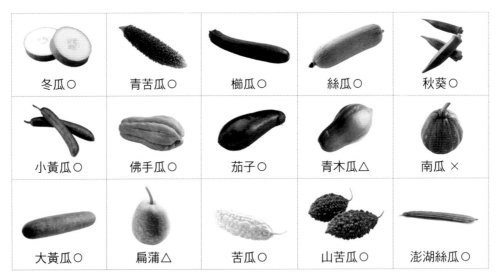

冬瓜○	青苦瓜○	櫛瓜○	絲瓜○	秋葵○
小黃瓜○	佛手瓜○	茄子○	青木瓜△	南瓜 ×
大黃瓜○	扁蒲△	苦瓜○	山苦瓜○	澎湖絲瓜○

○糖質較少，吃適量　△注意吃，不要攝取過量　× 不吃，含糖或含澱粉的食物

※ 瓜果類可以做各種料理，依照烹調的方式創造不同的口感或味道。利用味道較淡的冬瓜或櫛瓜可以做小吃的餡料，最近值得注目是櫛瓜做的「麵條」。把櫛瓜切成細絲就好，而且在德國的超市有賣麵條狀的櫛瓜，可以直接炒或做無澱粉的義大利麵！搭配各種湯品或食材，如中式湯或日式味噌湯、印度咖哩、醃菜等，利用的範圍相當廣。

海藻類

含碘豐富的藻類，適量的攝取有益身體健康，尤其是製作低糖料理，使用海苔的機率較多，例如台式飯糰、日式飯糰、壽司卷，還有包春捲或潤餅時，不能用麵粉做的皮，亦可改用海苔捲取代，低糖又美味。

使用昆布製作的「昆布高湯」十分便利，將昆布泡水存放在冰箱裡，即成常備的昆布水可以隨時取用煮湯，無論是台式、

中式、日式料理、義大利菜、法國菜皆可製作各式的變化料理。但你可能沒想到昆布是高糖質的食品！雖然昆布礦物質和纖維很豐富，可是糖質相當高，每 100g 的乾昆布含有 30g ～ 40g 的糖質，必須限量食用。

若是使用超市販售的濃縮昆布顆粒做調味料，必須要控制使用量（一般的濃縮顆粒含有鹽 30％、糖質 25％、化學調味料 30％）。

〈 **海藻類攝取建議食用表** 〉

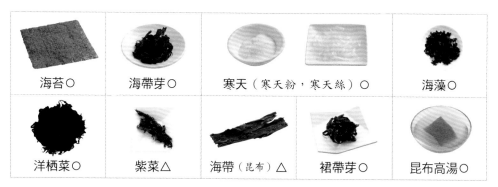

海苔○	海帶芽○	寒天（寒天粉，寒天絲）○		海藻○
洋栖菜○	紫菜△	海帶（昆布）△	裙帶芽○	昆布高湯○

○糖質較少，吃適量　△注意吃，不要攝取過量　×不吃，含糖或含澱粉的食物

菇類

菇類是減重者、限制糖質的人可以安心吃的食材，特別是蘑菇（草菇、洋菇）的糖質相當低，幾乎等於零。其他的菇類留意可以吃的量。乾香菇含有豐富的維生素 D，不過一定要經過日曬，買回來先曬太陽兩個小時，這樣維生素 D 會增加幾十倍！

你看過和麵包一樣大的洋菇嗎？我在德國菜市買四個回來，把洋菇當圓麵包，可以做兩個無澱粉低糖漢堡！在台灣也有人栽培。

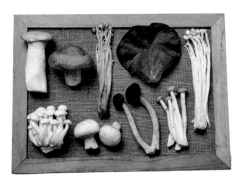

▲在歐洲，秋天是菇類的季節

這幾年來特別注目的菇類是舞菇，因為舞菇含有的「β葡聚糖」，主要成分可以增強免疫系統，及抗癌症的效能，還有降血糖的作用。在日本火鍋中是常用的食材。

〈 菇類**攝取建議食用表** 〉

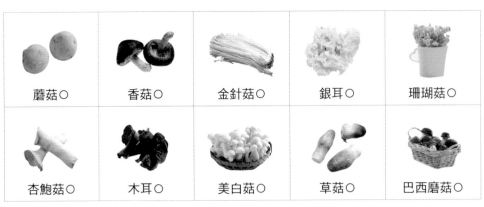

蘑菇○	香菇○	金針菇○	銀耳○	珊瑚菇○
杏鮑菇○	木耳○	美白菇○	草菇○	巴西蘑菇○

○糖質較少，吃適量　△注意吃，不要攝取過量　×不吃，含糖或含澱粉的食物

乳品、蛋類

關於乳品的糖質含量，全脂比低脂的含量少。喝咖啡時，可以添加一點全脂牛奶或低脂牛奶。一杯卡布奇諾、法式咖啡牛奶（一半咖啡一半牛奶），如果早餐喝，要注意綜合的糖質量，若是在兩餐之間喝一杯咖啡不太會影響血糖值波動。

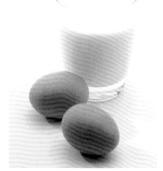

▲一顆雞蛋（50～60公克）含膽固醇約250～300毫克，建議一天以一顆蛋為限。

常備水煮蛋和起司是限制糖質飲食的好習慣，若是要吃零食，可以吃一個水煮蛋或一兩片（塊）起司，不會影響血糖值，補充重要的蛋白質和營養素，是兩餐之間可以吃的理想零食代表。

尤其是剛開始限制糖質飲食時，精神方面跟新的飲食還沒有十分習慣，雖然每餐可以吃到飽，但有的人或許還會覺得一直肚子餓，碰到這種情況時，水煮蛋或起司，或者取牛奶或無糖優酪乳（容許的範圍）放入奇亞籽浸泡，也可以加入適量的赤藻糖醇幫助你解饞。

──────〈 乳品、蛋類**攝取建議食用表** 〉──────

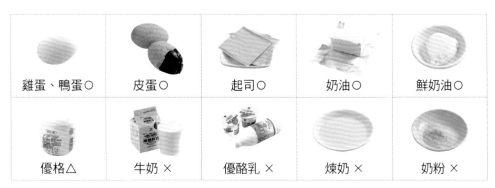

雞蛋、鴨蛋〇	皮蛋〇	起司〇	奶油〇	鮮奶油〇
優格△	牛奶 ✕	優酪乳 ✕	煉奶 ✕	奶粉 ✕

〇糖質較少，吃適量　△注意吃，不要攝取過量　✕不吃，含糖或含澱粉的食物

肉類、海鮮類

新鮮的魚類沒有糖質可以安心吃，而現成的魚類加工品則要特別注意成分是否有含糖質？還有食用鰻魚，雖然本身沒有糖質，但是蒲燒的調味料含有砂糖和濃縮葡萄糖液。

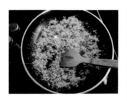

▲自己做鮭魚鬆，很簡單！材料是：魚肉、赤藻糖醇、醬油，如果不用醬油的話，糖質是0克（一份）。

建議採買不加佐料的鰻魚、醬料取赤藻糖醇或甜菊糖、醬油自己動手做，就能放心地吃蒲燒鰻魚！魚鬆、肉鬆、甜不辣、魚漿等食材建議也是自己動手做最安心！

〈 **肉類、海鮮類攝取建議食用表** 〉

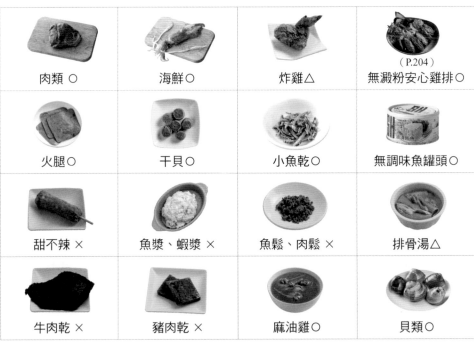

肉類 ○	海鮮 ○	炸雞 △	（P.204） 無澱粉安心雞排 ○
火腿 ○	干貝 ○	小魚乾 ○	無調味魚罐頭 ○
甜不辣 ×	魚漿、蝦漿 ×	魚鬆、肉鬆 ×	排骨湯 △
牛肉乾 ×	豬肉乾 ×	麻油雞 ○	貝類 ○

○糖質較少，吃適量　　△注意吃，不要攝取過量　　× 不吃，含糖或含澱粉的食物

104

小野聊天室

日本超商的關東煮

水煮蛋一顆：糖質0.2g
蒟蒻一塊：糖質0g

　　一踏入連鎖的便利超商，總是能立即聞到黑輪、茶葉蛋混合的香味，熱食區的茶葉蛋和蒟蒻是最受歡迎的即食產品，也是限制糖質飲食的人充飢最便利的食物。

　　在日本O-den是冬天裡很受歡迎的家庭料理。日本的超商的O-den還有包括肉類製品。如雞肉串（糖質0.1g）、牛筋（糖質0.9g）、海帶卷（糖質1.4g，糖質較高，不能吃過量）、臘腸（糖質1.5g）、串竹籤的烤豬肉餅（糖質1.7g）、高麗菜捲（糖質2.0g）、蘿蔔（糖質3.1g），但用魚漿製作的甜不辣食物糖質含量約4g～5g，不宜吃太多，且外賣的O-den湯汁，糖質高，建議不要喝。

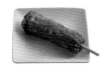
甜不辣／糖質 5g

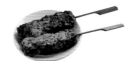
烤豬肉餅／糖質 1.7g

蘿蔔／糖質 3.1g

臘腸／糖質 1.5g

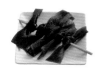
海帶卷／糖質 1.4g

高麗菜捲／糖質 2.0g

牛筋／糖質 0.9g

雞肉串／糖質 0.1g

堅果類

堅果類富含優質的油脂及纖維質，適量攝取對身體有益，建議挑選低溫烘焙、無調味的營養高。

限制糖質飲食的人最好是隨身常備杏仁和核桃當零食非常方便，建議適量攝取，才不會讓血糖急劇上升。我建議買有外殼的落花生、有殼的堅果，因為要花時間剝殼或許會少吃一點，不太會吃過量！

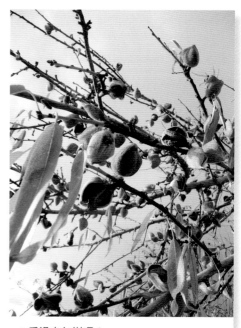
▲看過杏仁樹嗎？

──────〈 堅果類**攝取建議食用表** 〉──────

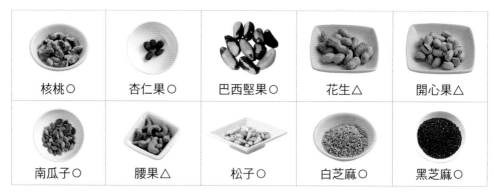

核桃○	杏仁果○	巴西堅果○	花生△	開心果△
南瓜子○	腰果△	松子○	白芝麻○	黑芝麻○

○糖質較少，吃適量　　△注意吃，不要攝取過量　　✕ 不吃，含糖或含澱粉的食物

調味料

目前只能確定赤藻糖醇和甜菊糖是最安全的天然調味料。有些市售的人工調味料所含的糖分還是會被身體吸收，而且長期攝取或許會造成負面的影響，應避免天天喝。雖然蜂蜜的主成分是 GI 值不高的果糖，可是蜂蜜含有葡萄糖和蔗糖，建議需要控制血糖的人不能吃。攝取蜂蜜後的血糖跟砂糖一樣，血糖會急劇上升。

甜菊糖有一點獨特的青草氣味，雖然甜菊糖抽出的濃縮液比較沒有這種氣味，還是有些人食用會不習慣。我平常大多是使用赤藻糖醇，而且覺得甜味不夠的時候，加上幾滴濃縮甜菊糖液，效果不錯。

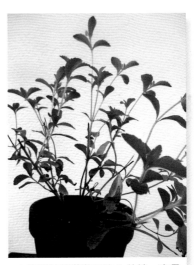

▲新鮮的甜菊葉是安全的糖，容易自己在家栽種。

〈 調味料攝取建議食用表 〉

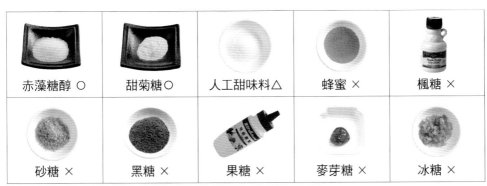

赤藻糖醇 ○	甜菊糖 ○	人工甜味料 △	蜂蜜 ×	楓糖 ×
砂糖 ×	黑糖 ×	果糖 ×	麥芽糖 ×	冰糖 ×

○糖質較少，吃適量　△注意吃，不要攝取過量　× 不吃，含糖或含澱粉的食物

飲品

坊間養生流行精力湯及蔬果飲，對於限制糖質的人要仔細斟酌成分，因為用新鮮蔬菜製成的蔬菜汁，大多會添加蜂蜜、果糖等材料調味，而販售的蔬果飲則是取少部分蔬菜加入多種甜味的水果，讓消費者認為可以多補充維生素及礦物質，但是這些都是糖質高的飲料，建議最好是自己動手做，喜歡點甜味可以加入赤藻糖醇或甜菊糖調味緩和蔬菜的味道。

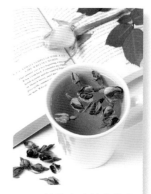
▲ 天然的玫瑰花茶帶著優雅的香氣。

〈 飲品**攝取建議食用表** 〉

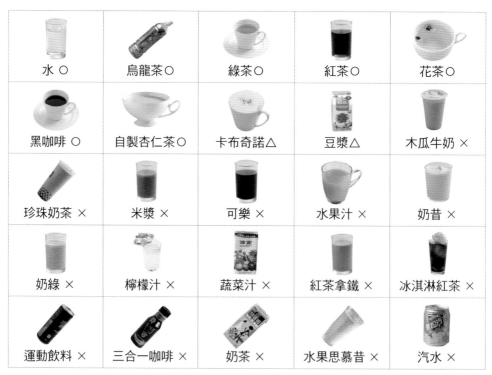

水 ○	烏龍茶○	綠茶○	紅茶○	花茶○
黑咖啡 ○	自製杏仁茶○	卡布奇諾△	豆漿△	木瓜牛奶 ×
珍珠奶茶 ×	米漿 ×	可樂 ×	水果汁 ×	奶昔 ×
奶綠 ×	檸檬汁 ×	蔬菜汁 ×	紅茶拿鐵 ×	冰淇淋紅茶 ×
運動飲料 ×	三合一咖啡 ×	奶茶 ×	水果思慕昔 ×	汽水 ×

○糖質較少，吃適量　△注意吃，不要攝取過量　× 不吃，含糖或含澱粉的食物

小野聊天室

咖啡 TIME

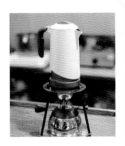

日本國立癌症研究中心和東京大學研究組發表了研究報告（二○一五年五月七日）：一天喝3～4杯咖啡的人比完全不喝的人，罹患狹心症、心肌梗塞等心臟病、腦血管及呼吸道病變的機率少四成，證實有喝咖啡習慣不會引起癌症。

一天喝五杯以上的綠茶也可減少腦血管病及呼吸道的死亡。但是加不加糖或牛奶沒被考慮在內。這是一九九○年代追蹤調查住在日本四十歲到六十九歲九萬人的研究結果。美國和荷蘭的研究結果亦顯示，咖啡可能會減少罹患第二型糖尿病的風險。

在外面喝一杯咖啡，要考慮糖質量（用大一點的馬克杯，糖質也高一點）咖啡和牛奶的比例是牛奶量越多，糖質越高。

濃縮咖啡		→糖質 0g
黑咖啡		→糖質 1.5g
卡布奇諾	5% 奶泡 咖啡，牛奶，奶泡的比例是 1：2：1	→糖質 7g
法國牛奶咖啡	50% 牛奶	→糖質 5.4g
拿鐵咖啡	80% 牛奶	→糖質 7.8g

義大利濃縮咖啡Espresso，色澤黑，但咖啡因含量較少。在義大利每個家庭都會有一個濃縮咖啡壺。義大利「歐吉桑」們好像整天喝濃縮咖啡，起床喝一杯，在外面邊喝邊聊天，餐後再喝一杯！很多人加糖。濃縮咖啡口味濃又苦，我覺得加糖才好喝，限制糖質的人外出時，可帶幾小包赤藻糖醇備用！

酒類

關於限制糖質的食品以及飲品部分，日本的食品公司生意做得非常好，特別是無糖啤酒，已經是非常普及化，在日本已賣好幾年，而且經常可在電視看見宣傳的廣告，我想是日本限制糖質的觀念蔓延的主因之一，連沒聽過限制糖質的人都會想到無糖啤酒較健康的意思吧！而且還有「無普林的無糖啤酒」、「無酒精的無糖啤酒」，種類可說是琳瑯滿目！在日本還有販售無糖米酒（日本清酒）、用赤藻糖醇做的甜梅酒、低糖葡萄酒。

愛喝蒸餾酒的人聽到「蒸餾」就知道沒有糖質的酒，如蘭

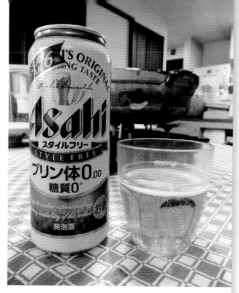

▲無普林、無糖的日本啤酒十分受到消費者的青睞。

姆酒、伏特加酒、白蘭地、威士忌等可以安心飲用，而利用蒸餾酒可以做雞尾酒、醃水果等變化料理，蒸餾酒（蘭姆酒）也方便。吃晚餐喝一杯紅酒！一杯的紅酒有 0.8g 的糖質，白葡萄酒 1.3g 左右，很澀的白葡萄酒只有 0.4g。

〈 酒類**攝取建議食用表** 〉

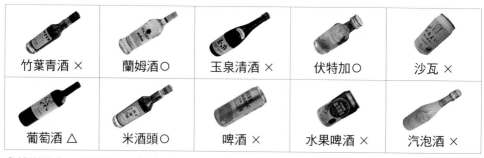

竹葉青酒 ×	蘭姆酒○	玉泉清酒 ×	伏特加○	沙瓦 ×
葡萄酒 △	米酒頭○	啤酒 ×	水果啤酒 ×	汽泡酒 ×

○糖質較少，吃適量　△注意吃，不要攝取過量　× 不吃，含糖或含澱粉的食物

實踐低糖飲食常備的材料

執行限制糖質飲食可以減少人體消化系統的負擔，同時也能預防血糖值上下波動，對於糖尿病患者是一大福音，還有一個最優質的特點是可以減少脂肪量堆積，進而達到瘦身的目標。

如果你是體重超標的人不妨用二週的時間實踐看看，不用計算卡路里的減肥法，只要避開含糖質的食物馬上可以感受到限制糖質飲食減肥驚人的效果，有的人甚至可以兩周瘦3公斤或以上。

日本限制糖質飲食非常普及，隨處都可以買到各種低糖小吃、低糖甜點、低糖麵包及現成即食的低糖料理等。有的限制糖質飲食的人感嘆伙食費水漲船高，一般的麵包、乾麵等主食類的碳水化合物，相較起來是較便宜的（日本的米價格不便宜），限制糖質飲食少了碳水化合物，要多吃肉、魚、乳製品，伙食費增多是不可避免的。

德國的限制糖質飲食，並沒有像日本普及，要實踐限制糖質飲食的話，只好自己做。在德國，大部分的人會在家自己烤低糖麵包（德國稱為「蛋白質麵包」），網路上也可以訂購各種低糖麵包及無麩質做的乾麵等食物。擁有健康身體是任何東西都是無法可以取代的，擁有健康並非是你一個人的事！

無論你是要減肥或是要控制血糖，執行限制糖質飲食最好是自己動手做料理，可以事先準備常備的材料，不用花很多時間也能快速完成早午晚餐，還有上班的便當，兼顧營養均衡與健康。以下我會介紹實踐限制糖質的常備食材，本書使用的材料大部分在一般商店及市場都可以買得到，而有些食材可以到大賣場、有機店、健康食品店或是網路上均有販售，了解這些常備食材知識之後，也可以廣泛應用在其他料理做變化。

寒天粉、寒天絲

寒天又稱為洋菜或涼菜，是取自於紅藻類萃取物所製成。

寒天無色無味，可以增加飽足感又能幫助消化是日本家庭或餐廳常備的食材。寒天絲及寒天粉在在傳統市場商店均有販售。100g 的寒天，其膳食纖維含量是 74.1g，此外還含有微量的碘及鉀，幾乎沒有卡路里和糖質，具有吸水膨脹的特質，1g 寒天會吸 100 毫克的水分，能幫助延緩胃排空，進而產生飽足感，減少進食量，達到減脂瘦身的作用，同時也能抑制血糖值急劇上升，減少膽固醇的吸收。

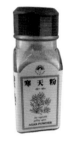

寒天粉

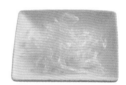

寒天絲

寒天絲使用前必須使用清水浸泡至軟，而寒天粉直接煮來食用。寒天絲可當麵條用，也可做布丁、果凍等甜點，也能做冷盤小菜、小吃等，對限制糖質飲食的人來說，用途很廣。我每天用寒天做各種各樣的料理，寒天對限制糖質的人是理想的食物。寒天跟洋車前子纖維粉一樣，成分是纖維，沒有熱量，而寒天也有抗癌的作用。

在超市或超商販售的寒天甜點，大多含有糖，所以限制糖質的人最好是使用寒天粉或寒天絲自己動手做低糖甜點，健康又美味，例如：利用豆漿可製作成豆花，取咖啡液可製成果凍、取杏仁奶可做成布丁等變化料理，還有寒天粉可取代太白粉做勾芡汁，這些低糖甜點材料簡單，做法快速，超健康低熱量的點心在家即可享受好滋味哦！

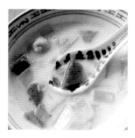

▲寒天可以製作各種美味的料理及甜點。

蒟蒻麵、蒟蒻米、蒟蒻凍、蒟蒻粉

蒟蒻是塊莖草本植物，在古代的日本稱作「魔芋」。

在中國叫「鬼芋」、「蛇頭根草」或「話麻蛇」等，主要的成分是葡萄甘露聚醣，含有豐富的可溶性膳食纖維，且在腸胃吸收水分會逐漸膨脹，增加飽足感，並能延緩葡萄糖及脂肪吸收，有效降低高血糖、高血脂類疾病的發生率。葡萄甘露聚醣能促進腸胃蠕動防止便秘，排除體內廢物及有害細菌，進而預防大腸癌。

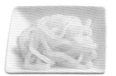

蒟蒻麵

坊間有販售各種不同形狀的蒟蒻製品，而蒟蒻製品有一點獨特的腥味，主因是蒟蒻的澀味和凝固劑的氧化鈣而形成的。蒟蒻前處理是先用清水沖洗，再用熱水煮約三分鐘，撈起後用冷水沖洗，即可去除腥味。煮熟的蒟蒻可以放入冰箱冷藏分裝保存七天左右，方便隨時取用。無味的蒟蒻可以自己調味（例如蒟蒻烤肉做法詳見 P.210）。

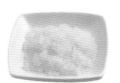

蒟蒻米

「蒟蒻麵」可以取代含澱粉的各種麵條，例如白麵條、蕎麥麵、義大利麵等，蒟蒻沒有熱量及糖質是糖尿病患及減肥者最理想的食材。在德國的亞洲食品店，以前只有日本人來買日本和中國進口的蒟蒻麵，近來德國人認為蒟蒻麵是理想的減肥食品，因此在網路上熱賣。我曾試用蒟蒻麵製作義大利番茄蒟蒻麵給德國朋友吃，大家讚不絕口，於是爭相開始購買蒟蒻麵，德國人終於也知道蒟蒻對人體的好處。唯一要特別注意的是加工調理過的速食蒟蒻麵，調味的湯汁含

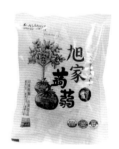

蒟蒻製品

有糖的成分，應該儘量避免食用。

「蒟蒻米」高纖低卡，飽足感佳，食用口感接近米食，是體重管理的主食來源，在大型賣場或網路商店均有販售，但顆粒比米粒較大，或者可以自行取蒟蒻麵用菜刀切細碎後（形狀類似米粒），即成自製的蒟蒻米口感較細緻，可以製作日式壽司、粥、燉飯等各種口感的變化料理。

「蒟蒻凍」無糖，零熱量，可依烹調需求切成絲、塊、條狀等，取代素肉塊、素肉絲等各種美味的素食料理，或是切成薄片可以做成板條。

「蒟蒻粉」是最方便的常備食材，可以用來製作成甜點、麻糬等料理，除此之外，它也是個很好的自然添加劑，可以增加醬汁的黏稠度或是當作勾芡材料。

洋車前子纖維粉

車前子是取自車前草的種子。

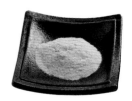

洋車前子纖維粉

在田間或山邊的道路上，普遍可以看到貼著地面生長的車前草植物。在中國與印度的傳統療法以車前子治療便秘、潰瘍及高血壓等症狀。車前子含有藻酸、果膠等，亦是一種純天然植物纖維的來源。

在古時候車前子是治療便秘的良方，而現今我們是取印度車前子的種子外皮磨製成的粉末，即是我們經常取用的洋車前子纖維粉，它含有豐富的水溶性纖維，搭配清水會立即膨脹形成凝膠狀態，可以提供飽足感，減少食量，輔助腸道蠕動促進排出廢物，也能降低心血管疾病的發生率。但要切記洋車前子纖維粉不能直接食用。

如何掌握洋車前子纖維粉的特色，建議首次用洋車前子纖維粉先

在廚房測試，取一小匙的洋車前子纖維粉放入杯中，倒入適量的水，等候 10 分鐘～ 30 分鐘後檢視它的變化和膨脹狀態。想像一下當這個膨脹作用在腸子裡發生，會發生什麼事？你就能了解為什麼食用洋車前子纖維粉需要多喝水，因為八成是非水溶性的食物纖維所構成，會吸收相當多的水分，食用前必須讓它充分吸收水分，食用後，必須多喝水或搭配水分多的料理一起食用。

日本的限制糖質實踐者，常常用這個食材做低糖料理，而且我經常利用它的黏稠性「發明」新食譜。適量使用的話，可以做「仿糯米」、「仿飯糰」、「仿壽司飯」、「仿麻吉」等等，用途廣泛，發揮你的創造力即能打造出各種低糖美味料理，或者是有些點心需要有黏稠性時可以添加適量。

天貝

天貝又名丹貝、天培、黃豆餅。

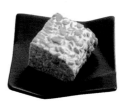

天貝

源自於印尼的黃豆發酵食品，傳統的天貝是接種根霉屬真菌至煮過脫皮的大豆，再以香蕉葉包裹發酵而成的餅狀食品。現在也有用黑豆、羽扇豆等其他豆類製成的天貝。

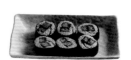

天貝捲
（糖質3g，P.191）

天貝的植物性蛋白質容易被消化吸收，且富含維生素 B 群、亞油酸、異黃酮、食物纖維、礦物質等營養成分，具有抗氧化、防脂肪酸化、抗高血壓、抗糖尿病、抗心臟病、抗癌症等好處。

天貝可以在有販售印尼產品的東南亞食品店採買，如果不是兩三

天內吃完的話，必須要冷凍保存。存放在冰箱的天貝依然會繼續發酵，雖然過度發酵的天貝還是可以吃，但會有強烈的氣味。新鮮的天貝幾乎無味，容易吸收醬料，任何烹調方式都非常適合。100g 的天貝含有約 10g 的糖質，限制糖質的人可調整吃的分量。

椰子油

椰子油是目前最夯的保健油品。

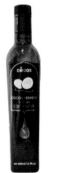
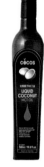

椰子油

根據美國的研究報告指示，椰子油有助於改善第二型糖尿病症狀。椰子油富含的飽和脂肪酸是中鏈三酸甘油酯（MCTs），能在沒有嚴格限制碳水化合物的情況下，讓身體快速獲得大量超級燃料，增進身體的抗氧功能，有效促進新陳代謝，達到減重的作用，其富含的月桂酸可以抗病毒，亦是目前最夯的保健油品，更值得一提的是椰子油對於阿茲海默症（Alzheimer）的治療有良好的評價。

椰子油會根據溫度改變型態，一般椰子油在常溫 23℃ 下呈現固體狀，高於此溫度時則是呈現清澈液體狀。坊間有經過純化處理的椰子油，混合了 C8 和 C10 飽和脂肪酸的椰子油，稱為「中鏈 MCT 椰子油」，其凝固點較低，為養生保健優質椰子油（因冒煙點為 120℃ 不適合烹飪，建議生飲及定量）。椰子油不容易氧化，沒有糖質和反式脂肪酸，且富含維生素 E，除了適合直接食用之外，還可耐高溫做煎炸料理，特別適合用於低糖食品（如餅乾、點心或醬料）、中式料理、泰國菜或印尼菜，其香氣是很多食材的好伴侶。

椰奶

椰奶的糖質比牛奶少一半。

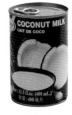

椰奶

椰奶在一般大賣場都有販售，大部分從東南亞國家進口的。沒有添加物（亞硝酸鹽）的有機椰奶最好，無添加的有機椰奶色澤不是純白，而是有點灰白色。

椰奶的糖質比牛奶少一半，因為香味很濃，少量即可以調和出南國風味的餐點，也可以搭配杏仁奶或豆漿食用，更能充分發揮椰奶獨特的香味。椰奶除了做甜點以外，還可用於印度菜、泰國菜、印尼菜等，用途很廣。

椰奶容易腐壞，一旦開封，如果兩天內用不完，可以倒入小瓶子裡分裝，或製冰盒冷凍。藉由分裝的程序更能夠在下次使用時，容易計算出使用的糖質量有多少。

 小野聊天室

起酥油做的低糖餅乾

我在日本超商看到「低糖」餅乾，大字寫著一塊餅乾只含2g糖質，高高興興地買回家，後來將包裝翻過來看成分時，嚇了一跳，第一個材料是起酥油（shortening就是反式脂肪酸），這個成分對身體是非常不健康的，所以買現成的食品，首先一定要看材料成分表，並加以檢視是否含有砂糖、葡萄糖，或是其他的糖分、麵粉、穀物或澱粉等原料，守護健康請從入口的食物開始吧！

橄欖油、苦茶油

橄欖油可以有效預防心腦血管疾病；苦茶油則可以防癌、抗老、改善胃潰瘍、降低膽固醇等作用。

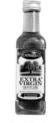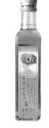

橄欖油　　苦茶油

　　坊間均有販售進口的初榨冷壓橄欖油，但必須留意油價和品質成正比，品質愈好，價格也愈高。初榨冷壓橄欖油（Extra Virgin）在生產國也不便宜。品質好的初榨冷壓橄欖油有刺激性辣味，直接食用喉嚨會有點發麻，依此可自行判斷橄欖油的品質優劣。

　　苦茶油是東方的養生國寶，可以防癌、抗老、改善胃潰瘍、降低膽固醇等，且素有「東方橄欖油」之稱。苦茶油的脂肪酸及組成與橄欖油相似，橄欖油的不飽和脂肪酸含量達八成，且富含維生素E，因油酸很多，所以不容易氧化。苦茶油不飽和脂肪酸含量為九成，不容易氧化，能降低心血管發病率，且維生素E含量是橄欖油的二倍。

　　根據歐美研究，橄欖油可能有效預防心腦血管疾病，橄欖油沒有糖質，限制糖質人可以放心食用，橄欖油不會讓人增胖的。

　　橄欖油是低糖飲食必備用油，很多沾醬會用到它，取麵包片直接蘸橄欖油也好吃。苦茶油是耐高溫的油脂，適合中式烹調的涼拌、煎、炸、烤、燒、烘焙或製作各種的醬料，但因為苦茶油的生產量少，品質優等的價格較高，有些有胃疾的人會直接喝。有些日本傳統苦茶農家會用苦茶油炸天婦羅！他們說：「用苦茶油炸，胃裡不會積食，很清爽可口。」

　　如何判斷油脂的好壞？優質的油脂是取新鮮、安全為原料，以冷壓低溫萃取，油脂較稠，帶有清香濃郁的味道較佳。陽光會劣化油脂

的品質，因此必須將食用油避開陽光曝曬，而選購橄欖油宜挑選不透明瓶子裝較佳，而苦茶油挑選以所採用的原料是否新鮮以及製程是否安全（如茶籽低溫儲存、初榨、自然沉澱等），並且產品有通過國際食品安全系統驗證的商品為宜。

赤藻糖醇、甜菊糖

赤藻糖醇（Erythritol）是目前最安全的天然代糖。

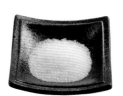

赤藻糖醇

赤藻糖醇是一種天然糖醇，沒有熱量和糖質，由葡萄糖經酵母發酵產出，甜度為蔗糖的70％。嚐一嚐會有清涼的甜味，適合要減肥的人和限制糖質的人安心食用，因為它不會影響血糖波動。赤藻糖醇被人體吸收後，不被利用，會被排出，且赤藻糖醇也有抗蛀牙的效果。

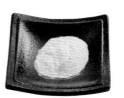

甜菊糖

購買赤藻糖醇時，應注意看原料商標的成分應是赤藻糖醇（Erythritol）100％為佳，一般在大賣場、健康食品店、有機食材店或網路上均有販售。

甜菊糖（Stevia）的甜度是砂糖的200～300倍，幾乎沒有卡路里，血糖不會上升。價格不貴又安全，有抗組胺、抗癌症等作用，是相當健康的天然代糖。目前有粉狀及濃縮液製品，在網路上或健康食品店均有販售。

做料理時，可以適當地使用赤藻糖醇和甜菊糖，而濃縮甜菊液甜度較高，只要取幾滴就夠，或者可以搭配赤藻糖醇一起用。比如說：赤藻糖醇不夠甜的時候，就用甜菊糖補上，且跟赤藻糖醇一起用，甜菊糖的青澀味比較不會出來，還帶點蔗糖的口味，也比較經濟合算。

烘焙杏仁粉

加州杏仁粉又稱馬卡龍粉，是取自杏仁果磨製而成的粉。

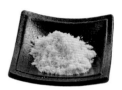

杏仁果形狀是橢圓形，多半是從國外進口，而中藥店販售的杏仁粉是取用南杏添加奶粉、澱粉製成，大多是用來沖泡杏仁茶飲用，兩者是不相同的食材。

烘焙杏仁粉

加州杏仁粉可以取代麵粉，其 50％是脂肪，大部分屬於不飽和脂肪酸，65％是調製體內環境的油酸，所含的糖質是麵粉的十分之一，對實行限制糖質的人，是最佳的烘焙原物料。

100g 杏仁果含有 19g 優質蛋白質，30g 杏仁果所含的蛋白質與 150g 牛奶一樣，而且比 40g 的豆腐所含的蛋白質更多，連體內無法生產的必需氨基酸也很多。烤杏仁果是限制糖質人的理想零食。兩餐間，可以吃 15 ～ 25 粒杏仁果解除飢餓感，這樣的份量約含 5g 糖質，不會造成血糖上升。

加州杏仁粉在烘焙材料店和網路商店均有販售。為了要避免氧化，開封之後必須存放在冰箱冷藏保存。加州杏仁粉適用於烤或蒸麵包、蛋糕、烤餅乾，當然也可以做低糖馬卡龍！

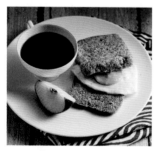

蒸的！仿吐司麵包
（P.220）

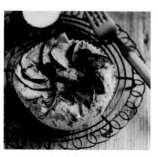

低糖蘋果塔
（P.225）

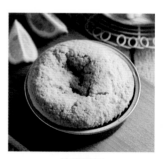

檸檬蛋糕
（P.223）

關華豆膠

可作為太白粉的替代品形成黏稠的口感。

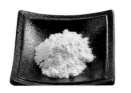

關華豆膠

關華豆膠是取自一種瓜爾豆植物種子去殼碾磨提煉而成的粉狀物質，在食品工業中常被作為增稠劑、穩定劑、保水劑等作用，如冰淇淋、果汁、果醬等。關華豆膠吸水後，變成黏狀的水溶性膳食纖維，限制糖質的烹調很適合，具有抗血糖上升、降低膽固醇、預防便秘等功效，醫療上常用在改善過敏性腸症。

關華豆膠可作為太白粉的替代品，微量即可勾芡，是非常方便的保健食品。關華豆膠跟洋車前子纖維粉一樣，不能直接食用！製作冰淇淋、點心、思慕昔、沙拉醬、沾醬時，可添加極少量的關華豆膠能形成黏稠或濃稠的口感。

奇亞籽

奇亞籽是近年來養生保健食品中的新寵，來自於鼠尾草的種子。

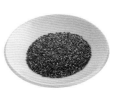

奇亞籽

奇亞一詞是出自於古馬雅語，意思是詮釋為力量，代表食用奇亞籽可以得到神奇的助力。奇亞籽富含各種營養素（蛋白質、礦物質）、膳食纖維及 Omega-3，是低糖食材的「特別資優生」！

奇亞籽具有穩定血糖、改善糖尿病、幫助腸道好菌生長，及有助減肥者減少攝取澱粉類食物，對於預防心血管疾病有正面的效益，且奇亞籽是製作限制糖質甜點的重要材料。使用時只要浸泡 10 分鐘，等種籽膨脹就可以吃，但需特別留意，食用時不要忘記多攝取水分。

雞蛋

雞蛋是我們人體每天必須補充的營養素來源之一。

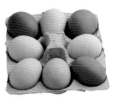

雞蛋

　　早期的母雞生活在田野間自由奔跑，擷取大自然的生物為糧食，所以生產的雞蛋營養價值高，而現在大型的畜牧場為了徹底實施生物安全與防疫，在農場的雞舍設立水簾式密閉環境調節氣溫，因為密閉雞舍可以有效杜絕天災及鼠疫、蚊蟲等憂患，又可以提供冬暖夏涼的產蛋環境，提供符合自然人道的方式飼養，使產生的雞蛋更安全、健康。

　　雞蛋是我們人體每天必須補充的營養素來源之一，我在採買雞蛋時，挑選的原則是雞蛋必須經過清洗、烘乾、UV 紫外線殺菌、聲納檢測、裂紋蛋及血蛋、屎蛋的篩選等處理程序及檢驗關卡，並且必須通過產銷履歷驗證合格，才是理想的健康食物。

　　目前坊間常見不同的飼養方式及不同的飼料配方，甚至是不同的雞種，使雞蛋有了各種不同的產品命名方式，經常讓消費者產生疑惑，例如蛋黃、蛋殼的色澤區別等，其實蛋殼的顏色差異是因為雞隻品種不一樣！而蛋黃的色澤差異，主要是關係到飼料種類，所以雞蛋不能說營養成分都一樣，甚至蛋黃顏色也有區分為植物性的跟化學的的差異。例如有些賣雞蛋的人會誤導消費者！宣稱飼料添加胡蘿蔔素（化學紅色素），使其蛋黃呈現橘黃色，讓消費者與營養素（β- 胡蘿蔔）聯想在一起，而有農場給雞隻吃的飼料為植物性的素食配方，可減少動物性蛋白帶來的沙門氏桿菌感染的風險，並添加森林木酢，可降低其雞蛋腥味，讓蛋白口感更為香 Q。

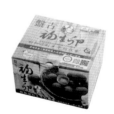

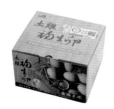

有次我特地去參訪養雞的農場，瞭解到真正的土雞蛋與一般民眾所認知的紅蛋不同，其蛋殼顏色為較淺的鵝黃色，而盤古蛋為人道平面友善飼養（平飼放養）的母雞所下的雞蛋，母雞不受鐵籠子的限制可自在的抓爬及跑跳，歐盟學者稱其雞蛋裡面會含有快樂因子，蛋殼要挑選光滑的，會造成粗糙的原因有三種：生病前、生病後以及老母雞才會形成粗糙的蛋殼，我們應該注重每種食材的生產履歷，才能保障全家人的身體健康。

零添加薄鹽醬油

遵循古法的手工純釀，調製出道地傳統的香醇好味道。

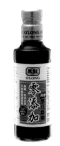

零添加薄鹽黑豆蔭油，可安心食用。

有次到台灣旅遊，朋友請我做日式烏龍麵（我吃蒟蒻麵），但烏龍麵的高湯需要用到醬油。我看他家的醬油含有糖分（雖然用量很少，但是含糖的醬油大部分也含有化學添加物）。於是外出到處尋找，好不容易在一家超市買到「無糖」醬油！也讓這位朋友意識到無添加純釀醬油的重要性。

我的日本朋友們以前也不會特別注意一般醬油隱藏的食安問題，但我常跟她們談到過量糖分對健康有害，叮囑食物要特別注意到原物料成分（原料單純，無糖、無添加物，不含小麥，無麩質過敏原、不含防腐劑、味精、糖精、人工色素），且一般日本超市的醬油加糖、及添加物的醬油佔了三分之二（發現有的醬油成分含有濃縮葡萄糖液、化學調味料、味精、焦糖色素等），甜的醬油吃起來很可口，容易用過量，尤其是亞洲人的飲食日常經常使用到醬油做料理，特別是對於實踐限制糖質飲食的人，醬油的製造成分安全性是十分重要的。當你開始實踐限制糖質飲食，建議必須選擇健康、安心的好醬油。

低糖食材，在哪裡買？

低糖生活在台灣很容易實踐，但有些特殊食材不一定到處可買到，甚至有些食材你有可能還沒吃過或聽過呢？實踐限制糖質的人有時候需要冒險精神，例如：使用還沒用過的食材，試試看新的低糖食物，透過低糖的飲食生活來加深營養與健康方面的知識，打開眼界會活得更美好。

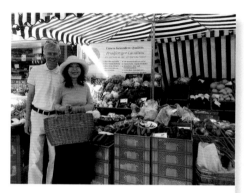

▲每到休假日我們夫妻會一起到德國的傳統菜市，採買新鮮的低糖食材。

〈 低糖食材的購買指南 〉

	低糖食材	提醒說明
超商	水果、堅果、無糖豆漿、雞蛋、豆腐。	●可以買一份小盒子的水果。
傳統市場	所有的蔬果、香草類、肉魚類、海鮮類、黃豆製品（豆腐、豆皮、豆簽）、菇類。	●注意食材的新鮮度，以少量多種類食材方式購買，才可以攝取較多不同的營養素。
大賣場，超市	蒟蒻製品、堅果、黃豆製品（包括納豆、炸豆皮）、奇亞籽、亞麻仁、鮮奶油、無鹽奶油、奶油起司、椰奶、椰子油、橄欖油、菜籽油、冷凍蔬菜、無糖可可粉、無糖醬油、甜菊糖、85～99％可可的巧克力、各種香料、綠茶粉。	●有良莠混淆之感，如橄欖油。每天用的橄欖油，特別要注意看，如原產國、製造日期、瓶罐（要暗色）及保存狀態。 ●尤其是採買「調味料」食材，特別注意看成分，寫的字比螞蟻的還小，就用放大鏡看。

有機店，健康食品店	堅果、無糖豆漿、洋車前子纖維粉、黃豆製品（天貝）、高品質的橄欖油、苦茶油，椰子油、赤藻糖醇、奇亞籽、亞麻仁籽、關華豆膠。	
傳統食品材料店	加州杏仁果（生）、寒天粉、寒天絲、山粉圓、奇亞籽、亞麻仁籽、藻類。	●乾燥蔬菜不是低糖食物。 ●在台北迪化街可買到各種乾貨材料。
烘焙材料店	加州杏仁粉、無鹽奶油、鮮奶油、無糖巧克力、無糖可可粉、天然香精。	
網路	什麼都有！包括難找到的食材，如豆渣粉、朝鮮薊、大蘑菇等。	●從生產農家直接買，如進口食材或是比較少見的食物。

 小野聊天室

帶放大鏡的商業特務？

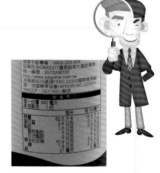

　　我在商場或超市買食物時，最常使用放大鏡，有一次在台北百貨超市用放大鏡看成分表時，引起旁邊售貨員用懷疑目光凝視，其實是因為有些產品成分標示的字體比一隻螞蟻還小，不要客氣！你會需要一支放大鏡來檢視。

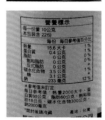

　　確認食物原料是消費者的權利，有時候成分字體太小，有可能是這個食品製造商不想讓消費者知道原料的內容，這種食品最好是不要買它。如果看食品原料的成分顯示第一個是砂糖，答案已經很清楚，不用再看第二個原料，建議馬上把這個食品放回原處吧！

上班族也能實踐低糖飲食

省時又健康的烹調法

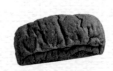

上班族日常的生活飲食，大概是以方便帶走的早餐、簡單的午餐便當、不浪費時間製作的晚餐為主，如果要實踐限制糖質飲食，只要每日預先規劃好三餐吃什麼，然後避開高糖質的食材，設定好烹調方式，就不會造成時間上的負擔，且又能享受新鮮好吃的健康美食。

製作限制糖質料理方法簡單，代替米飯或麵，可以用現成的蒟蒻米或是將蒟蒻麵，先用冷水沖洗後，汆燙三分鐘，瀝乾水分即成。利用休假日一次可以製作多量存放冰箱冷藏保存三至四天。注意，蒟蒻不適合冷凍。

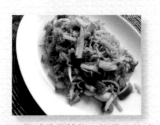
▲櫛瓜蒟蒻炒麵，飽足又美味。

一週的低糖飲食計劃

早餐要吃什麼？午餐是吃便當或者在外面買？其實是吃自製的低糖料理最好，若非得外食不可，仔細挑選，還是能夠進行限制糖質飲食，只要提早規劃一周想要吃的東西，不但能吃的健康，也能減少思考的時間。

假使你沒有胰島素問題，只是要減肥的話，早餐和午餐可以吃一般的低 GI 飲食，而晚餐吃限制糖質的食物，只是這樣的減肥速度比較慢，優點是比較輕鬆，也沒有壓力。

選糙米或多穀米代替白米飯，選全麥麵代替麵或米粉，選全麥或雜糧麵包代替一般的麵包，簡單的說，就是選擇低 GI

食物。若是要在短期間減肥，最好早餐和午餐，更積極點三餐都吃低糖食物，效果立竿見影。

如果胰臟功能有問題，就需要考慮每餐糖類的攝取量，為了能有效且安全的控制血糖，最好三餐都吃低糖食物，自己準備餐點食物。注意，**蒟蒻飯或蒟蒻麵幾乎沒有熱量，原本清瘦體質的人應補充足夠的熱量，烹調時應積極的用橄欖油或苦茶油。**

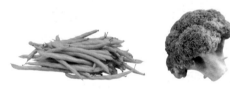

利用現成的冷凍食材

或者是可以到大型的超市或大賣場有販賣加工類冷凍後的單一種類蔬菜（白花椰菜、綠花椰菜、四季豆等）非常方便。這些蔬菜通常已經加熱處理過，料理時就可以省去很多時間，且

可以增加料理的變化性。

冷凍蔬菜依舊含很多維生素！在中央廚房處理的蔬菜，通常加熱處理至熟度約七、八成後，馬上用零下 40～60 度的溫度急速冷凍後包裝處理，這樣處理的蔬菜，營養素依舊豐富，例如急凍花椰菜的維生素 C，二個月左右還能保有九成。

若是執行嚴格限制糖質飲食（三餐都吃低糖食物），應避免混合以下幾種冷凍蔬菜，如玉米、蓮藕、豌豆等，因為這些的蔬菜糖質較高。

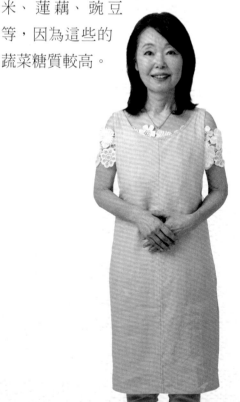

〈 食材分裝前處理方法 〉

肉類

　　肉類可以直接切好食用份量及形狀，如切片、切絲或切塊，再依序分裝至夾鏈袋或分裝盒，放入冷凍約可存放 2 ～ 4 個星期，或者也是用味噌或自製醬料預先醃漬調味，移放冰箱冷藏約 2 ～ 3 天以內用完。

蝦類

　　採買新鮮的蝦類最好是趁新鮮食用，若是要冷凍保存，建議先用牙籤去除蝦背腸泥，用剪刀剪除蝦頭尖角及蝦腳，沖洗乾淨後並瀝乾水分，再置入食物保鮮袋冷凍，在一個月內使用完畢。因為鮮蝦煮熟的時間快，所以不建議汆燙至熟冷凍存放。

魚類

　　魚類有各種不同的類型，前處理法是先徹底刮除魚鱗，清除魚鰓、腹部內臟及血水，用紙巾擦乾水分，再置入食物保鮮袋冷凍，並於一週內使用完畢。烹調使用時，可在前一天晚上移置保鮮盒（可避免生水流出來）放入冰箱冷藏室低溫解凍。

蛤蜊

　　食用蛤蜊不破壞風味，在烹煮前必須先浸泡 3% 濃度的鹽水中吐沙，再放到陰涼處靜置讓泥沙吐乾淨，夏季必須注意溫度，如果天氣太熱，則要更換浸泡的鹽水，直至泥沙吐完，沖洗乾淨，並瀝乾水分，

128

再置放在塑膠袋，將袋口栓緊、取筷子在塑膠袋表面戳幾個洞，放置冰箱冷藏，並於 3 ～ 5 天內使用完畢。

完的豆腐可以冷凍做成凍豆腐，放入高湯烹調也是美味的蛋白質食物。

花枝　透抽、軟絲類

海鮮類除了魚是蛋白質來源之外，花枝、透抽、軟絲也是屬於蛋白質來源的食物，烹調的前處理建議先將頭與身體剝開，沖洗身體內部及去除內臟雜物，剪除眼部硬殼，再去除表面皮膜，分切塊狀，再置入食物保鮮袋，並於一週內使用完畢。

黃豆

如日式炸豆皮可以用自己喜歡的調味料烹煮之後，待冷卻再分裝移入冰箱冷凍保存。發酵食品天貝和納豆可以冷藏 3 ～ 5 天，或是可以直接冷凍，而解凍天貝和納豆可以放在室溫約 10 分鐘可解凍完成。

豆腐

通常在市場買新鮮豆腐容易碰撞導致破裂，因此可以攜帶保鮮盒採買較安心。放入冰箱前，可以先加入冷開水浸泡，可維持豆腐的鮮嫩度，但每隔兩天要更換冷開水，才能避免豆腐變質，但還是儘量提早食用完畢。沒用

新鮮菇類

用廚房紙巾包起來，放入冰箱冷藏約可以保存一個星期，而蘑菇可以用軟刷除表面髒污之後，切成片狀冷凍保存 2 ～ 3 個月，取出直接置入鍋中烹調即成。

冬菇

用水浸泡至軟之後，切成適口的小塊狀，或是切成細絲，加熱或調理後分裝小包冷凍，做菜或煮湯時，可立即取出使用。例如：取醬油、清酒、赤藻糖醇烹調冬菇片，冷卻再分裝冷凍。裝便當很方便或是加蔬菜、炸豆皮或肉一起炒，料理快速又美味。

〈 蔬菜前處理方法 〉

水煮的蔬菜雖然會耗損少部分的水溶性維生素，但是可以降低農藥的殘留率，建議減少烹調的時間，或是改用蒸的方式料理，反而可以保留食物較完整的營養素。此外，冷凍蔬菜最好一兩個月以內要吃完。以下分享實踐低糖料理常用的蔬菜前處理法：

白花椰菜

買回來後，先用濕的紙包起來，放入塑膠袋內，再存放在冰箱裡冷藏，新鮮的花椰菜，能夠保存個 3 至 5 天。推薦上班族食用花椰菜時，可事先做點前置作業，把切碎的花椰菜蒸約七八分熟，不要蒸得太軟，再分裝每餐需要的量，隨時方便取用，例如要做花椰菜炒「飯」時，可直接取出調理，快速又便利。

綠花椰菜

洗淨之後，分切成小塊，以清蒸或水煮烹調，再分裝冷凍包存。建議蒸煮不要煮太長時間，大約是 1 分鐘即可，比較可保留蔬菜大部分的維生素 C。

高麗菜

　　去掉中間的芯後，塞入濕的餐巾紙，放入冰箱冷藏。每次使用以剝開葉片方法取下合適的用量，而沒切開的高麗菜可保存兩三個星期。取下的葉片洗淨之後，可以分切或切絲，用冷凍密封袋保存。高麗菜便於保存，用途也很廣，是上班族可以常備的蔬菜。

菠菜、莧菜、青江菜

　　葉菜類清洗乾淨後，用餐巾吸收水分，可放入冰箱保存，建議三天內用完，因為雖然能透過水煮、擰乾後放入密封冷凍袋內保存，但會失去脆的口感。葉菜類處理時，也可採用汆燙的方式進行，瀝乾水分後，分裝再進行冷凍。等待需要使用時，可以隨時拿出來一份調理十分便利。

大白菜

　　可以用乾淨紙包起來，放入塑膠袋，移入冰箱裡可保存約兩個星期，但切開後必須在一個星期以內用完，或者是可以利用週末假期，試做簡易的韓式泡菜！（詳見 P.211）

韭菜

　　可以用濕的餐巾包著韭菜的根部，再用乾淨的紙包起來，放入冰箱直立冷藏存放，或在清洗之後，放入保鮮袋可以冷凍1～2個月。

萵苣

　　上班族最方便食用蔬菜就是生菜沙拉，可以隨時吃到萵苣或蘿蔓萵苣。但是萵苣洗淨之後，不要用刀子切，而是要用手撕成小塊，因為萵苣碰到金屬部分會氧化變褐色。生食的萵苣以低溫

浸泡處理（取一半沸騰熱水加一半室溫冷開水攪拌均勻等於是 50 度溫水浸泡兩分鐘，可以增強蔬菜的香氣，提高甜味），瀝乾水分放入塑膠袋，移入冰箱冷藏保存。

苦瓜

用毛刷將表面凹凸清洗乾淨，剖開去除中間種籽之後，切成合適的塊狀，略汆燙至七八分熟，可保存冰箱冷凍一個月。冷凍苦瓜口感不脆，但適合煮湯烹調。

櫛瓜

適合烤、煎煮，口感清爽微脆，纖維質豐富，快速熟成適合做各種中西式料理。櫛瓜保存時間長，只要清洗後擦乾，再用保鮮膜包起來，可以存放冰箱儲藏一個星期左右。

小黃瓜

最適合生食或涼拌的蔬菜，且價格親民又方便取得。前處理與櫛瓜相同，或者可以切成塊狀醃漬存放在冰箱冷藏，隨時取出即可食用。

甜椒

蔬菜的顏色愈鮮豔，營養成分愈高，每 100 公克熱量 25 大卡，最適合執行限制糖質飲食的人食用。反覆清洗乾淨，必須擦乾水分，確保表面乾燥，先用紙巾包裹，再用保鮮膜密封，存放在冰箱冷藏約可保存一週。

豆芽菜

用水浸泡，放入在冰箱保存。每天更換新水的話約可以保存三天。若要享用其脆度，建議儘早食用完畢。

四季豆

屬於採收期較長的作物，農民為了要預防未成熟的部分遭受蟲害，必須持續噴灑農藥，因此農藥殘留機率較多，建議先洗乾淨之後，去除兩端蒂頭、筋絲，再進行切的動作。通常可用清水沖洗，換水浸泡三至四次即成，或者經過滾水汆燙也可以降低農藥殘留，而煮熟後可放冷凍保存，炒菜可以直接使用。

蘆筍

適合各種烹調方式，易熟成，不適合久煮，以汆燙 1 分鐘最能保持原味。將蘆筍用清水沖洗，換水浸泡 2 ～ 3 次，放在濾網晾乾水分，在根部切除約 1 公分產生新切口，用紙巾包裹（根部預留 2 公分），放入保鮮袋，倒入少許的水（蓋過根部約 1 公分），以直立式存放在冰箱冷藏約 7 天（每隔 2 ～ 3 天要更換新水）。

進行非常嚴格限制糖質的人，基本上是不可以吃水果。較輕鬆的限制糖質飲食，可以吃微量。儘量以多種類少量方式採買。水果熟成後甜度較高，所以採買時，建議挑選水果熟成度七八分，不但可以存放較久，且糖分少；若是甜味高的水果只能吃少量，剩下的可以切塊，放冰箱冷凍存放，可以用來製作冰沙、冰淇淋、裝飾蛋糕或低糖甜點使用。

此外酪梨被金氏世界紀錄認定是最營養的水果，含有不飽和脂肪酸，可降低膽固醇，且糖質低，適合減肥及糖尿病患者食用。硬的酪梨放置室溫大約要三四天熟成，而熟成好的酪梨可放入冰箱冷藏保存，或是去除果皮切成塊狀，放入塑膠袋密封，移至冰箱冷凍保存 1 個月左右。

大型賣場有販售冷凍的水果，例如藍莓、草莓、覆盆莓等，糖質含量較少，可以適量食用，是限制糖質的人可以吃的水果。

〈 可以長期保存的低糖食材：注意保存期限！ 〉

大賣場、烘焙店、一般超市、有機店	網路商店
大賣場和一般超市，雖然商品很多，不一定會有你要買的限制糖質的材料，等待一段時間熟悉後，你的製作熱情會被高漲，自然也可以找到很可以用的食材！但注意買現成食品，一定要看成分。	網絡的便利性為限制糖質飲食的人節省很多的時間去找要買的低糖材料，還能買到世界各地的低糖材料和食品。

烤低糖麵包和蛋糕或餅乾的話，烘焙店很方便，也有販售模型。有機店有賣安全的土雞（而依照動物愛護養的雞）及雞蛋和無農藥的蔬菜、水果，且在有機商店經常會進低糖材料新貨，值得時常看一看。

甚至連在菜市場少見的蔬菜或菇類，網絡上都可以找到，有時候可以從農家直接買。限制糖質的烘焙料理，使用加州杏仁粉和天然調味料（赤藻糖醇和甜菊糖）的機會相當多的話，一次買大袋會比較便宜。

赤藻糖醇　　　甜菊糖

蒟蒻製品（蒟蒻米、蒟蒻麵、各種形狀的蒟蒻食品）罐頭椰奶、芝麻、奇亞籽、亞麻仁粉、加州杏仁粉（馬卡龍粉）、生杏仁果、綠茶粉、咖啡豆、茶類、椰子油、無糖醬油、罐頭無糖番茄醬、堅果、無糖芝麻醬、起司、乾貨食品、納豆、天貝、冷凍蔬果、無鹽奶油等。

蒟蒻製品（蒟蒻米、蒟蒻麵、各種形狀的蒟蒻食品）、加州杏仁粉（馬卡龍粉）、椰子粉、無糖可可粉、洋車前子纖維粉、關華豆膠、天然調味料（赤藻糖醇、甜菊糖、甜菊糖液）、日本進口的八丁味噌、上等苦茶油、上等橄欖油，無糖醬油、無鋁泡打粉、豆渣粉等。

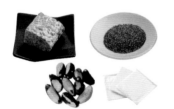

加州杏仁粉　　　關華豆膠

限糖飲食的上班族，聰明吃三餐

〈 減糖早餐示範 〉

組合 1

• 煎蛋
• 起司
• 塗奶油的卡西的仿麵包
（P.220）
• 印尼式酪梨咖啡（P.238）

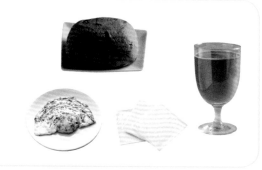

組合 2

• 水煮蛋
• 德國風仿麵包（P.218）
• 自製藍莓醬（P.148）
• 香醇杏仁奶（P.236）

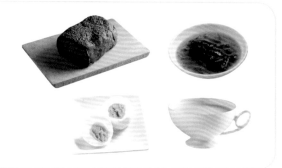

組合 3

• 四角海苔仿飯包（P.182）
• 日式味噌湯（P.166）

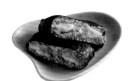

上班族自己裝減糖的健康便當！

對於要減肥和限制糖質的上班族，蒟蒻製品是首選的常備食品。如果你要以「蒟蒻做主食」，記得在前一天晚上準備，早上再裝入便當。（蒟蒻仿米飯和蒟蒻麵不要冷凍！）

組合 1

* 花椰菜仿飯（P.170）
* 炒核桃天貝（P.209）
* 燙青菜
* 仿麵衣安心炸雞（P.204）

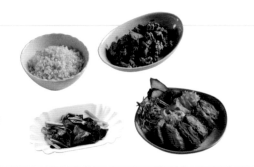

組合 2

* 星洲風炒蒟蒻麵（P.197）
* 普羅旺斯起司烤櫛瓜（P.206）
* 味噌青花魚 (素食者：可煮素魚)
* 義大利蔬菜湯（P.168）

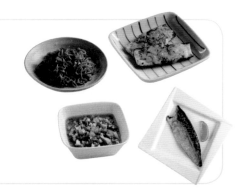

組合 3

* 仿加州捲（P.190）
* 蘿蔔絲蘿蔔湯麵（P.200）
* 孝善蘑菇（P.207）
* 海南雞

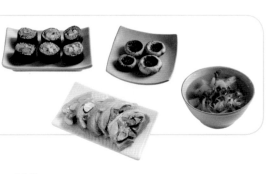

〈 減糖晚餐示範 〉

　　常備自製料理醬、調味醬、沙拉醬、昆布高湯等，準備晚餐就會很快。冬天裡，火鍋是好選擇，沾料當然自己做！鐵板燒（Teppan-yaki）也會是上班族的好朋友，很多日本家庭有一台鐵板燒機，在飯桌上鐵板燒肉、海鮮、蔬菜、菇類等蘸自製沾料，只需要切肉類和蔬菜。

組合 1

+ 雪白泡菜蒟蒻麵（P.198）
+ 黃金花椰菜印度咖哩（P.208）
+ 綜合蔬菜

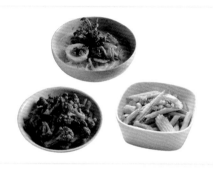

組合 2

+ 蛋炒花椰仿飯（P.178）
+ 印度風檸檬薑湯（P.168）
+ 燙清菜

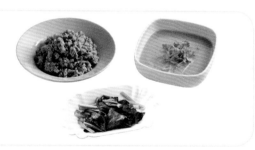

組合 3

+ 手捲仿飯壽司（P.192）
+ 地中海味噌海鮮湯（P.167）
+ 超簡單韓式泡菜（P.211）

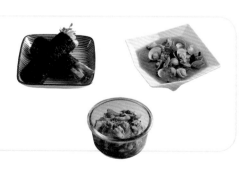

一次吃攝取約 5g 左右，不會影響血糖。可以吃適量自製的法氏杏仁瓦、抹茶餅乾、減糖起司蛋糕、仿綠豆糕（作法詳見本書 Part 4）搭配咖啡或茶飲。現成的烤杏仁果 20～25 粒也行。

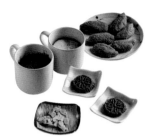

〈 用常備菜做韓式蔬食拌飯 〉

用常備菜和冷凍的蔬菜可以製作類似韓國的石鍋拌飯做韓式仿拌飯。我的韓國朋友也喜歡吃！材料都切細，用芝麻油、蒜末、乾炒白芝麻調味，好好地攪拌攪拌享受食物層次的美味！

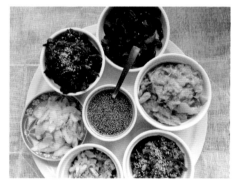

▲韓國料理有各種的常備菜，搭配蒟蒻仿飯（P.174，糖質0g）做拌飯美味又營養。

 小野聊天室

飢餓感可以活化長壽基因

長壽遺傳基因和空腹會有關係！吃完午餐之後直到晚餐時間什麼都不吃，也是一種斷食、輕斷食，即是間歇性斷食。按照醫學研究新知公佈：「肚子餓的時候，正是長壽遺傳基因（Sirtuin）和抗老作用被活性化」，所以飢餓感可以貢獻身材健美，真好，不是嗎？我每次肚子咕嚕咕嚕響時，想到這個健康理論，便會十分忍受空腹感！

外食、宴會、年節
[限制糖質的人怎麼吃？]

外食的陷阱

基本上限制糖質的人吃自己動手做的料理或甜點最安心，因為可以有效控制糖質攝取，但是有時候沒有時間親自做料理，或者是遇到不能辭謝的聚會狀況，必須與朋友們一起去外面吃的話，我大部分都會挑選到火鍋店，或是選擇吃到飽的餐廳，因為新鮮食物的種類選擇性較多，選擇自己能吃的食材，對於限制糖質的人非常重要的。

「吃到飽餐廳」

「吃到飽」餐廳的食物選擇性種類多，且大多是新鮮的當季食材料理，還有醬料可自行控制及調整（如果擔心醬料的糖質含量，可自行攜帶無糖醬油），唯一的缺點是會讓人產生賺回本的

心態，生食、主菜、湯品或甜點等食物吃得太多、太飽，飲食攝取容易過量，而且會吃得不對。

● 可以吃：選擇看得到原形的主菜、清淡料理、沙拉（取橄欖油和醋調配醬料）、生魚片（醬油膏糖質高，請自行攜帶無糖醬油），西式牛排及烤肉（用海鹽、胡椒調味）、炒或燙青菜（不勾芡），湯品（適量淺嘗湯汁，吃低糖的食物）、飲品（選擇無甜味的茶飲）。

如果是到素食吃到飽餐廳，可選擇蒟蒻、寒天等製作的美食、生菜、主菜（避開含糖的醬

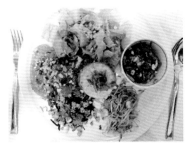

▲素食吃到飽的餐廳，選擇天然的食材，避開含糖的醬料。

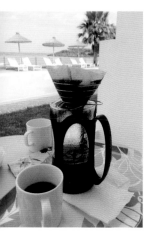
▲喝咖啡可隨身攜帶赤藻糖醇增添甜味。

料），還有炒或燙的青菜，避開甜湯類、甜點及水果。

● **不要吃**：米飯、麵、粥、麵包、厚麵衣的油炸物（除非你覺得去除外層澱粉皮不是個麻煩的事）。甜點及水果、甜的飲品。如果飯後要喝甜的咖啡的話，隨身攜帶赤藻糖醇，能滿足很想吃一點甜點的慾望！

● **重點**：控制血糖和減肥的基本原則是選擇對的食物、吃八分飽，還要慢慢吃，一口食物要嚼 30 次，讓胰島素慢慢地分泌，血糖才不會飆高。

▶ 火鍋店的陷阱

火鍋店的食物大多是未煮熟的新鮮肉類、蔬菜、火鍋料、各種高湯及醬料，餐點用量大多是採一人份量，或是吃到飽的火鍋店，食物種類較多，無限用量供應，且提供飲料、水果及甜點等

食物，醬料及高湯種類多元化。火鍋店對於限制糖質的人雖然方便用餐，但也有些減糖原則必須要遵守，以免影響血糖升高。

● **建議**：高湯基本上選擇清淡的。魚肉類、青菜、蒟蒻製品幾乎沒有糖質，可以安心吃。適量食物攝取黃豆製品也是好的選擇。基本上蔬菜類可以吃，只要記得有些蔬菜，本來糖質不多，但體積很大的白菜（酸白菜）或高麗菜等，煮熟後容易吃很多，結果糖質會意外的升高，還有請記得一點點蒜末（一小匙）含 2 克糖質，高麗菜、白菜一葉含糖質 2 克，不要吃過量。

● **注意**：一般的醬油含糖，不要用過量，最好自己帶無糖醬油。如果你要加甜味的話，攜帶赤藻糖醇。還要記得無糖醬油 1 大匙含有糖質 1.8 克，不要用過量。沾醬調味料材料，可多點醋，香油、香菜、少量的青蔥、蒜等材料做低糖沾醬，搭配清燙熟的火鍋材料，好吃又健康。

中式自助餐店很方便！

巷道裡中式自助餐店的食物是上班族及外食族最常光顧的用餐地點，自助餐檯擺放著各式烹飪料理，食物的選項豐富多彩，且大多是當季當令盛產的時蔬、海鮮、豆、蛋、菇等種類多不勝數，讓人看得食慾驟增，加上價格不貴，對於限制糖質的人在自助餐店用餐是沒問題的，但還是會有些飲食注意事項建議，請參考以下內容：

● 建議：在自助餐店，不吃米飯，包括糙米飯、五穀飯和麵類的話，其他的基本上都可以吃。但不要忘記，攝取魚肉類或豆腐製品等，動物性或植物性蛋白質。素食者不要吃太多鹹甜的膏狀物，有甜味，就是高糖質。

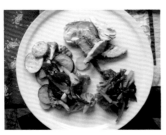

▲不吃米飯，可以吃肉類、海鮮或蔬菜的食物。

蔬菜、菇類、蒸的，炒的都可以選。自助餐店的菜色，到底一份不多，所以吃一份根莖類也安全範圍。如果選錯了，譬如醬料很甜的話（對，有時候這是吃的時候才知道的事），就不吃醬料（可放入清湯過水去除調味料）或者吃完後健步 20 分鐘，緩減血糖上升。

港式飲茶

港式飲茶的食物、點心大多是以小量多種類呈現，其中還包括有貼心的推車服務及各種粵菜料理，例如：主食類、海鮮料理、港式燒臘、油炸類點心、清蒸與香煎類點心、各種時令熱炒、杏仁豆腐、新鮮果汁及凍檸茶等上百道的美食料理。

● 建議：麵粉做的食物很多，注意選。不要吃材料包括澱粉類和糖分，如所有的飯粥類、炒麵、河粉等，油炸類點心除了腐皮捲以外，皮的部分是麵粉做的，如水餃、奶黃包、燒賣等。蘿蔔糕

和腸粉是用米漿做的，甜點、新鮮果汁及凍檸茶都含糖分，也不建議食用。

●**可以吃**：材料不含有澱粉和砂糖，如海鮮料理、港式燒臘、鮮蝦腐皮卷、鮮竹牛肉丸，各種時令熱炒、煲煮類食物，還有豆豉蒸排骨、時蔬沙拉。

夜市

無論是在地人或觀光客最愛夜市道地的美食，例如：肉圓、蚵仔煎、大腸蚵仔麵線、麻油雞、各種碳烤食物、滷味及現打果汁等各種懷舊的台灣小吃、古早味的飲料及點心，眾多的美食不勝枚舉，容易讓人在放鬆的心態之下，東挑西買吃過量，甚至沒注意到糖質含量的問題，如果您要盡情享用美食，那麼必須注意以下的建議事項。

●**建議**：夜市是對限制糖質的人特別的地方，可以考驗個人的意志力有多堅強，能不能戰勝誘惑的地方！

●**不要吃**：肉圓、蚵仔煎、米苔目、碗粿等澱粉類食物，還有小籠包、春捲都是用麵粉做的皮。雞肉飯、鵝肉飯、滷肉飯等是米飯類。冰品、鮮打果汁、甜點及夜市的烤肉醬料含有糖分。

●**可以吃**：肉類，如麻油雞、豬肝湯、鹽酥雞、當歸鴨，海產類（可以吃螃蟹、蛤蜊），滷味（可以吃，但不要吃甜醬料）、臭豆腐（不要吃泡菜含糖），還有可以吃豆花（不要加甜味配料，加自己帶來的赤藻糖醇）。

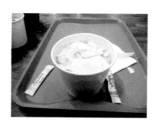

▲要吃甜的豆花，自行加入赤藻糖醇。

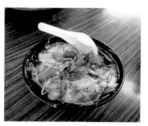

▲勾芡的羹類，可以吃食物，不要喝湯。

宴會佳餚：
快樂的或憂鬱的片刻？

中式宴會

中式宴會大多是喜宴、生日宴為主題舉辦，傳統的中式菜色會有 12 道的基本安排，包括熱炒 4 道、大菜 6 道、點心 2 道，依據宴會主人評估賓客的飲食喜好調整菜單，從前菜開胃拼盤、海鮮料理、肉類烹調、煲湯、點心一應俱全，可以嚐盡山珍海味，但是應如何掌握減糖的飲食計劃，請參考以下的建議：

●**建議：**從食物中偷偷地「挑剔」……，因為參加宴會是很多限制糖質人的煩惱，選擇可以食用的菜色，主食不吃含有澱粉及糖質，只吃肉、海鮮、蔬菜及低糖水果或高糖質一小口水果，避免含糖質的調味料，還有看到勾芡的菜，不吃淋醬部分（或跟服務生要一碗熱水，將食物放入熱水中過水去掉調味或芡汁再食用）。

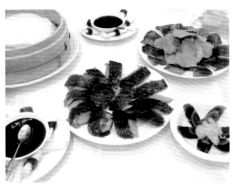

▲ 北京烤鴨……限制糖質的人，除了餅皮以外都可以吃！

西式宴會

西餐宴會主要是西方及歐洲國家的料理統稱，西餐以法式、英式、美式等，大多是以套餐為主，適合酒會、自助餐會、婚宴、小型商務宴席、生日宴會等方式舉行，菜色設計部分有蔬菜沙拉、餐前雞尾酒、主菜、主食、湯品、甜點等佳餚，且還會依照食物種類搭配合適的酒，每份食物大多是以精緻量少取勝，其中甜點種類多元化，如何避開高糖質及含有澱粉食物，請接著看以下的飲食建議：

●**建議：**參加宴會前可先告

知邀請的主人，飲食特殊需求，如限制糖質旳人不吃澱粉、高糖質食物，或不吃牛肉等需求，以利餐廳廚師先幫忙調整菜單預備食材，達到賓主盡歡的目的。此外，義大利或法國料理的主菜，通常是肉類或海鮮，對限糖飲食者十分合適，料理的選擇比較多種類可以食用，主菜的肉和魚沒有糖質。法國菜基本上不會用砂糖，但有時候會用水果，如果醬料或沾醬甜就不要吃，尤其是看見馬鈴薯料理的話，可以請服務

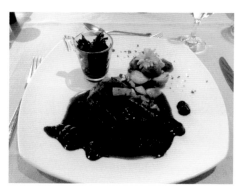

▲牛排可以吃，但不要吃含有糖質的醬料！

員更換為蔬菜沙拉。開胃酒或雞尾酒的糖質高，如果一定要訂的話，可以喝一杯香檳酒（糖質一杯約 3 克）。

日式宴會

通常大多是以三五好友在日式居酒屋聚會，或是在日式高級餐廳邀請客戶、同學或家族聚餐，日式佳餚大多是以當季當令的食材為主，有各式海鮮、牛雞豬肉、蔬菜等各式料埋，也有些日式餐廳是以懷石料理為設計主軸，採取精緻輕食的烹調方式呈現，食物調味大是以醬油、柴魚高湯、砂糖、味醂、鹽、芥末、日本柚子醬為主，各式的日式料

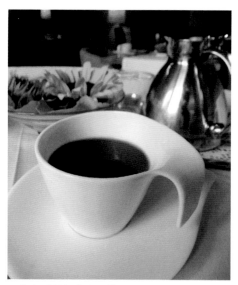

▲在咖啡裡加上自己帶去的赤藻糖醇，用來代替甜品，讓一頓晚餐畫下完美的句點。

理擺盤講究、精緻美味，搭配清酒是滿足視覺與味蕾的饗宴，但是對於限制糖質的人參加日式宴會時，在飲食部分還是有應該注意的事項。

●建議：小酒館式餐廳比較有可以吃的單品料理：鹽烤魚、烤雞肉串、串烤各式蔬菜等，只要避開高糖質的蔬菜，如玉米、山藥、芋頭等或含有澱粉的食物。可以喝味噌湯。在日本可以訂無糖質的啤酒或無糖清酒，這是對有些愛喝酒的限制糖質的人的「救世主」。懷石料理：日本傳統的懷石料理，如果不吃米飯和水果的話，前菜、清湯、生魚片、烤魚肉、煮蔬菜或根莖類、

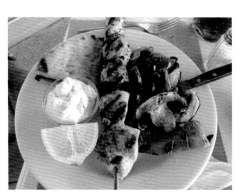
▲小酒館的料理只要避免澱粉做的食物，可吃雞肉串不含糖質，可以吃蔬菜（適量）。

醋調味的涼拌、味噌汁、醃菜等，限制糖質的人大部分可以吃。

節日自己做吉祥菜

限制糖質的人要特別留意

通常在節日飲食部分，還是要選擇限制糖質可以吃的食物，而在除夕夜可以一起吃火鍋，對於限制糖質的人比較方便，但要注意糖質較高的蔬菜，如玉米、芋頭、冬粉、根莖菜，不要吃過量。此外，吃火鍋可以搭配自製的蘸料，也要注意肉丸或魚丸裡「隱藏」的澱粉，千萬別忽略澱粉做的加工食品。

以下是利用時間自己動手做低糖的節日應景料理，端午節可吃仿粽子、中秋可吃鳳梨酥代替月餅、減糖飲料、過年可以自製低糖的餅乾、情人節可做減糖巧克力、元宵節可做九份仿芋圓取代湯圓、聖誕節可製作松露巧克力，上述的食物可以詳見本書Part 4 減糖健康廚房的食譜。

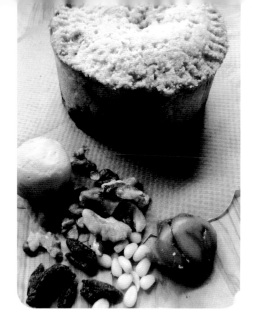

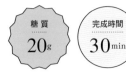

中秋節

〈 低糖小野大月餅 〉

糖質 20g　　完成時間 30min

[餡料 材料]

- 黑豆 50g
- 無糖黑芝麻醬 50g
- 赤藻糖醇 50g
- 洋車前子纖維粉 1大匙
- 雞蛋 1/2顆
- 鹹蛋黃 1～3粒
- 堅果（松子、核桃、杏仁薄片、切碎的巴西果等）、熟白芝麻、瓜子仁等（自己喜歡的低糖材料）各2～3大匙

[餅皮 材料]

- 加州杏仁粉 100g
- 赤藻糖醇 30g
- 洋車前子纖維粉 1大匙
- 雞蛋 1/2顆
- 植物油 5大匙
- 鹽 少許

[餅皮 做法]

1　將杏仁粉、赤藻糖醇、洋車前子纖維粉、鹽放入容器中，攪拌均勻。

2　將雞蛋和油放入容器中攪拌，加入作法1拌勻，好好地捏，放進保鮮袋，用手壓平或用桿麵棍弄平。

3　取用2/3的餅皮（另外的1/3是為了上層覆蓋用），慢慢地放入不銹鋼模型裡面（這種餅皮因為沒用麵粉所以容易破，請用手指「貼」在模型！），形成餅皮狀，備用。

[內餡 做法]

1　浸泡黑豆8個小時以上後，加滿水煮至軟，用擂鉢碾碎至光滑。

2　將全部的餡料（除了鹹蛋黃）放入容器中，攪拌均勻。

3　把內餡放入餅皮裡，輕輕地埋入鹹蛋黃。

4　取剩餘的1/3的餅皮覆蓋，形成月餅裝，依序全部完成。

5　放入烤箱，以180度烤20分鐘，然後以170度烤15分鐘左右，烤至表面金黃色，即可取出，放涼，食用。

Part ④

減糖健康廚房！

進行前的注意事項：

「重要！進行限制糖質飲食，會立刻改善血糖值」

● 當你開始執行「限制糖質飲食」後，馬上就會出現效果（降血糖），日常若有定期服用降血糖藥物或注射胰島素的人，進行減糖飲食時，請跟你的主治醫師討論飲食改變的問題。

● 請特別注意：腎功能障礙患者、活動性胰臟炎、肝硬化的人，不適合採用「限制糖質飲食」。

1. 藍莓果醬

糖質：5g
完成時間：10分鐘
冷藏保存：14天

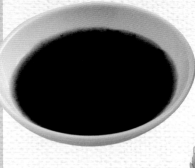

[材 料]

• 藍莓 50g
• 寒天粉 2g（1小匙）
• 赤藻糖醇（細粉狀）4～5大匙
• 冷開水 200g

[做 法]

1 藍莓洗淨，放入容器，用手持攪拌棒磨碎。

2 將全部的材料放入鍋中，慢火並攪拌。

3 待煮沸，熄火，趁熱倒入瓶罐，即成。

小野 TIPS

此道果醬是用赤藻糖醇製作，水果量少，且無砂糖，可安心搭低糖麵包、低糖蛋糕或低糖冰淇淋等。赤藻糖醇沒有防腐功能，建議冷藏保存14天內吃完。

2. 草莓果醬

糖質：8.7g
完成時間：10分鐘
冷藏保存：14天

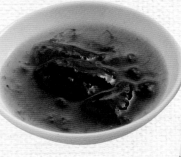

[材 料]

• 中型草莓 5～6顆
• 寒天粉 2g（1小撮）
• 赤藻糖醇（細粉狀）4～5大匙
• 冷開水 200g

[做 法]

1 將草莓洗淨，放入容器，用手持攪拌棒磨碎。

2 全部的材料放入鍋中，慢火並攪拌。

3 待煮沸，熄火，趁熱倒入瓶罐，即成。

小野 TIPS

寒天果醬置入冰箱裡放涼後，如果果醬太硬，可當作果凍食用，或加入少許水煮沸；果醬太軟可當做布丁或冰淇淋的配料；加入寒天粉1/2小匙煮至沸騰，放涼，採取隨機應變！

3. 檸檬卡士達醬

糖質：2.6g
完成時間：20分鐘
冷藏保存：7天

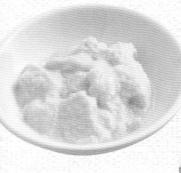

[材 料]

- 蛋黃 2個
- 檸檬汁 1個份
- 赤藻糖醇 80g
- 無鹽奶油 50g

[做 法]

1 將蛋黃、檸檬汁放入容器中攪拌，過濾，加入赤藻糖醇、無鹽奶油拌勻。

2 將作法1以隔水加熱，用中火煮至溶解，並用打蛋器一直攪拌。

3 待醬料成黏糊糊的奶油狀，倒入瓶罐，即成。

 小野 TIPS

● 這是英國傳統的果醬，含有濃郁奶香及清爽的檸檬味。

4. 南洋煉乳

糖質：10g
完成時間：20分鐘
冷藏保存：30天

[材 料]

- 罐頭椰奶 1瓶
- 赤藻糖醇 100g

[做 法]

1 椰奶和赤藻糖醇放入湯鍋中混合，以中火邊攪拌邊煮。

2 煮至分量減少了一半，倒入瓶罐，即成。

小野 TIPS

● 赤藻糖醇長時間冷藏會產生結晶現象，只需要再次加熱即會融化。

 ● 南洋煉乳可以搭配抹麵包或加入咖啡也好喝！椰奶也可以用豆漿或自製香醇杏仁奶（P.236）取代。

1. 減糖番茄醬

糖質：37g
完成時間：40分鐘
冷藏保存：7天

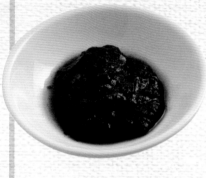

[材 料]

◆ 番茄 1公斤
◆ 洋蔥泥 1大匙
◆ 蒜泥 1小匙（選擇）
◆ 義大利香料 適量（選擇）
◆ 鹽、胡椒粉、白醋 各少許
◆ 赤藻糖醇（或甜菊糖）適量（選擇）
◆ 辣椒粉、肉荳蔻、多香果粉 各適量（選擇）
◆ 關華豆膠 適量（選擇）

[做 法]

1 番茄洗淨，汆燙去皮，放入果汁機打成番茄泥。

2 倒入湯鍋中，以中火煮至減少一半量（番茄泥會愈煮愈濃），加入義大利香料、洋蔥泥、蒜泥、赤藻糖醇，再以小火煮20～30分鐘。

3 加入鹽、胡椒粉、白醋、辣椒粉、肉荳蔻、多香果粉（調整自己喜好的口味），一點一點加入關華豆膠。

4 一邊攪拌均勻，調整番茄醬的黏度勾芡（淡番茄醬的糖質量比濃的較少，可是如果要做披薩的番茄醬，濃一點比較好用）。

5 倒入已消毒完成的瓶罐中，移入冰箱冷藏保存，即成。

小野 TIPS

● 市售的番茄醬含有砂糖、葡萄糖、葡萄糖液等成分，其中100g含有糖分30g，量一量100g的番茄醬只有麼一點點，容易不經意使用過量。

● 番茄要取用普通品種的番茄，不可以用含高糖質的櫻桃番茄。

● 如果較忙錄的上班族，可利用現成的無糖番茄醬成分是100%番茄，只加入香料和赤藻糖醇煮，五分鐘就能完成。

2. 安心素沙茶醬

糖質：1～3g
完成時間：10分鐘
冷藏保存：60天

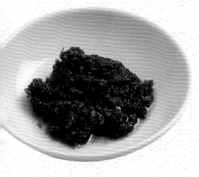

[材料]

◆ 香油 140g
◆ 混合油 60g
◆ 大蒜粉、薑粉、椰子粉、花生粉 各適量

[香料]

◆ 丁香粉、胡椒粉、小茴香粉（孜然粉）、辣椒粉、眾香子粉（all spice）、五香粉 各適量

[調味料]

◆ 赤藻糖醇（或甜菊糖） 適量
◆ 醬油、鹽 各適量

[做法]

1 在煮沸滅菌的清潔寬口瓶中倒入混合油、香油（佔瓶罐2/3）。

2 放入大蒜粉、薑粉、椰子粉、花生粉。

3 用小匙一點一點加入全部的香料（注意丁香粉和五香粉味道強烈，用量少，先加入少許嚐味道，避免使用過量）。

4 加入適量赤藻糖醇、醬油、鹽拌勻，調整口味攪拌均勻，倒入瓶罐，即成。

小野 TIPS

● 混合油可取用冷壓橄欖油、苦茶油或芝麻油等以方便為優先。自製安心素沙茶醬的好處是自己選材料，尤其是安全用油。如果製作台灣味沙茶醬，可加入扁魚乾（烘烤撕小魚肉）、蝦米、炸紅蔥酥，用手持攪拌棒拌勻，但要注意高糖質的炸紅蔥酥不要用過量。眾香子粉可依個人喜好添加。

3. 味噌甜麵醬

糖質：3g
完成時間：5分鐘
冷藏保存：90天

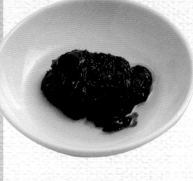

[材料]

- 無糖味噌（暗褐色）2大匙
- 香油 5小匙
- 卵磷脂 1大匙
- 水 2大匙
- 赤藻糖醇 3～4大匙

[做法]

1 將香油、卵磷脂放入容器中混合，靜置20分鐘後會融合。

2 加入無糖味噌、水、赤藻糖醇拌勻，倒入瓶罐，即成。

小野 TIPS

● 暗褐色無糖的「八丁味噌（Haccho-miso）」是日本愛知縣傳統特產食品，主要原料是黃豆和麴子，是日本味噌中糖質含量最低的商品。如果使用不同品牌味噌要確認無糖、無添加物較佳。

4. 杏仁甜麵醬

糖質：3g
完成時間：5分鐘
冷藏保存：30天

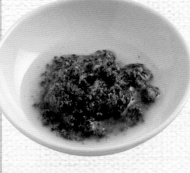

[材料]

- 加州杏仁粉 3大匙
- 油 5大匙
- 無糖醬油 1大匙
- 無糖味噌（暗褐色）1/2大匙
- 赤藻糖醇 2大匙

[做法]

1 將全部的材料放入容器中，攪拌均勻，倒入瓶罐，即成。

小野 TIPS

● 把這個杏仁甜麵醬撒在蒸茄子、新鮮的豆腐、酪梨、蒸雞胸肉，簡單又很健康。忙碌的早上也能很快完成，抹在烤好的仿麵包上面也好吃！上班或是到外面，只要取適量放入小小的大口瓶，當成蘸料可以安心食用。

5. 安心糖醋醬

糖質：8g
完成時間：5分鐘
冷藏保存：10天

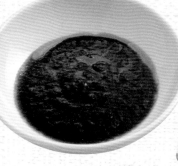

[材 料]

* 無糖醬油 3大匙
* 無糖番茄醬（或自製番茄醬）3大匙
* 赤藻糖醇 3大匙
* 白醋（或烏醋） 2大匙
* 關華豆膠粉 1/2小匙
* 香油 2小匙
* 水 適量

[做 法]

1 將全部的材料放入容器中，攪拌均勻，倒入瓶罐，即成。

小野 TIPS

市售糖醋醬含有高糖分，而自製的糖醋醬可以安心吃，且甜度可依自己調味，存放在冰箱常備，可隨時取用。

---

6. 泰式綠咖哩醬

糖質：4g
完成時間：10分鐘
冷藏保存：30天

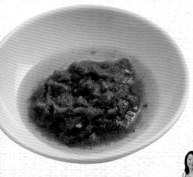

[材 料]

* 綠咖哩醬 25g
* 檸檬草 4～5枝
* 香油 適量
* 赤藻糖醇 2大匙
* 燒酒 適量（選擇）

[做 法]

1 將檸檬草洗淨，取用軟的部分，切細末，放入容器中。

2 加入綠咖哩醬、燒酒、香油、赤藻糖醇攪拌均勻，倒入瓶罐，即成。

小野 TIPS

此道取用泰國進口的綠咖哩醬調製成後，適用於搭配烤或煎肉、海鮮、烤素肉（天貝、豆腐等），增添泰國菜的香味，而不吃辣的人，可減少綠咖哩醬的分量。

7. 減糖醬油膏

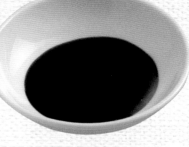

糖質：10g
完成時間：5分鐘
冷藏保存：90天

[材 料]

- 無糖醬油 100g
- 赤藻糖醇（細粉狀）50g
- 關華豆膠 1小匙
- 八角 1顆（選擇）
- 花椒或辣椒 少許
- 大蒜 適量

[做 法]

1 將所有材料放入容器中攪拌均勻，倒入瓶罐，移入冰箱冷藏，方便隨時取用。

小野 TIPS

● 市售醬油膏含有砂糖及澱粉，對於需要控制血糖的人容易吃過量影響血糖值急劇上升。此道醬油膏含有大蒜、薑、辣椒、八角等材料，低糖、安全，美味又健康。

8. 健腦益智堅果醬

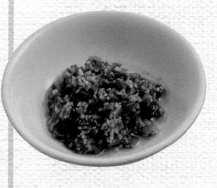

糖質：15g
完成時間：15分鐘
冷藏保存：30天

[材 料]

- 杏仁果 30g
- 核桃 30g
- 巴西堅果 30g
- 無糖醬油 3大匙
- 橄欖油（或苦茶油）100g
- 白芝麻、花生粉（或椰子薄片）適量
- 松子 30g
- 南瓜子 30g
- 大蒜粉 2小匙
- 赤藻糖醇 2大匙

[做 法]

1 將杏仁果、松子、核桃、南瓜子、巴西堅果放入攪拌機切碎，放入容器。

2 加入大蒜粉、無糖醬油、赤藻糖醇、橄欖油攪拌均勻。

3 也可以再放入白芝麻、花生粉（或椰子薄片）變化口味，倒入瓶罐，即成。

小野 TIPS

● 健腦益智堅果醬可以直接吃或是用來拌蔬菜、肉魚類、麵類以外，還能塗麵包好吃又健康，適合全家人食用。

9. 小野常備醬

糖質：1.8g（1大匙）
完成時間：1分鐘
冷藏保存：90天

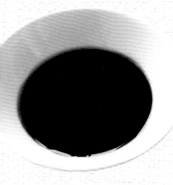

[材料]

- 無糖醬油 200ml
- 赤藻糖醇 2大匙
- 蒜頭、薑（含皮）、蔥花、辣椒 各適量
- 花椒（幾顆就好）
- 清酒（約醬油1/10分以下的量）

[做法]

1 全部的材料放入容器中拌勻，即成。

小野 TIPS

- 在廚房做料理，有時會剩下一點點的蒜頭、薑皮、蔥花或辣椒等，丟掉太可惜！我把這些剩餘的食材都會再利用（recycle）製作成「多味好用」的醬油調味，例如，炒菜時，順便加入一點點可提味。

- 此道常備醬用了一半之後，可以再補充醬油和赤藻糖醇。如果加入1小匙關華豆膠的話，可以勾芡（不必加熱，只要拌勻！）。

10. 加多加多醬

糖質：6g（1瓶）
完成時間：5分鐘
冷藏保存：30天

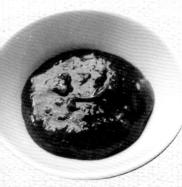

[材料]

- 花生醬 2大匙
- 白醋 1大匙
- 赤藻糖醇 1大匙
- 辣醬（或辣油）適量
- 蒜末 1小匙
- 薑末 1小匙
- 油 1大匙
- 鹽 少許

[做法]

1 將全部的材料放入容器中，攪拌均勻，即成。

2 如果太濃，可以加入油或椰奶調整至適合的口味。

小野 TIPS

- 此道的口感是印尼的家常味道，適合用來炒天貝、豆腐、肉類，做法是將食材煮好，熄火後，放入加多加多醬攪拌均勻，即成。

1. 光滑豆腐美乃滋

糖質：5.7g
完成時間：5分鐘
冷藏保存：5天

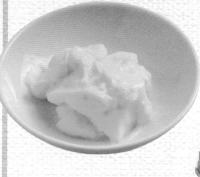

[材料]

- 嫩豆腐 300g
- 橄欖油 50cc
- 白醋 2大匙
- 芥末 1大匙
- 鹽 1小匙
- 赤藻糖醇 2大匙
- 薑黃粉 1小撮

[做法]

1 將所有的材料（嫩豆腐以外）放入容器，用手持式攪拌棒攪打約20秒鐘。

2 最後加入嫩豆腐，再攪打至滑溜（20～30秒鐘），即成。

小野 TIPS

- 這是成功率100%的全素美味美乃滋！但唯一要注意買芥末時，請注意看成分，有的含砂糖或蜂蜜，請買無糖的！如果買沒包裝的豆腐，一定先要用開水汆燙，放涼才可以製作美乃滋！

2. 優格美乃滋

糖質：9.2g
完成時間：5分鐘
冷藏保存：5天

[材料]

- 無糖優格 200cc
- 芥末 1大匙
- 白胡椒粉 少許
- 鹽 1/3小匙
- 關華豆膠 1/3小匙（選擇）
- 赤藻糖醇 1大匙（選擇）

[做法]

1 將所有的材料放入容器，用手持式攪拌棒攪打至滑溜的狀態，即成。

小野 TIPS

- 此道是不用油配方的美乃滋，口感比較清爽。如果去除關華豆膠材料，將其他材料混合可以當成一般的沙拉醬使用。

3. 奶油起司美乃滋

糖質：4g
完成時間：5分鐘
冷藏保存：7天

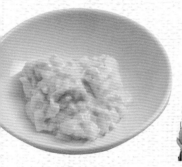

[材 料]

- 奶油起司 3大匙
- 橄欖油 3大匙
- 赤藻糖醇 1大匙（選擇）
- 薑黃粉 1小撮
- 鹽 少許
- 芥末 2大匙
- 白醋 1大匙
- 蒜末 1/2小匙
- 白胡椒 少許

[做 法]

1 將所有的材料放入容器，用手持式攪拌棒攪打均勻，即成。

小野 TIPS

● 用奶油起司製成的美乃滋，口感超級香醇美味。

4. 山葵豆漿美乃滋

糖質：3g
完成時間：15分鐘
冷藏保存：5天

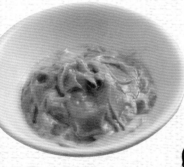

[材 料]

- 豆漿 50g
- 赤藻糖醇 1大匙
- 山葵粉（或醬）2小匙
- 橄欖油 50g
- 鹽 少許
- 白醋 2小匙

[做 法]

1 將豆漿、橄欖油10g、赤藻糖醇、鹽放入容器中，用手持式攪拌棒攪打均勻（豆漿、橄欖油融化）。

2 再加入橄欖油20g攪打均勻，重覆加入橄欖油20g攪打均勻。

3 加入山葵粉（或醬）、白醋，再拌勻，即成。

小野 TIPS

● 採用豆漿製成清嗆爽口風味的美乃滋，適合搭配生菜、肉類或海鮮為佐料，在舌尖瞬間綻放出極致的美味。

1. 萬能沙拉醬

糖質：0g
完成時間：5分鐘
冷藏保存：7天

[材 料]

* 冷壓橄欖油 8大匙
* 白醋（蘋果醋或葡萄醋）3～4大匙
* 鹽 1/2小匙
* 胡椒 少許
* 赤藻糖醇 1/2～1大匙
* 芥末 1～2小匙
* 蒜末 1小匙
* 魚露 1～2滴

[做 法]

1 將全部的材料放入容器，用打蛋器攪拌均勻，即成。

小野 TIPS

● 沙拉醬的食譜無限，可自由自在搭配，如用香油、薑泥和醬油可做亞洲口味；取檸檬汁、多一點赤藻糖醇、魚露、薑泥、切細的香草和香菜等製成泰式沙拉醬汁。

2. 芝麻沙拉醬

糖質：2.3g
完成時間：5分鐘
冷藏保存：7天

[材 料]

* 冷壓芝麻油 6大匙
* 無糖醬油 1大匙
* 薑末 1小匙
* 冷開水 適量
* 無糖芝麻醬 3大匙
* 白醋（或烏醋）2大匙
* 赤藻糖醇 1～2大匙
* 蒜末 1小匙（選擇）

[做 法]

1 將全部的材料放入容器，用攪拌器攪拌均勻（甜味自行調整）。

2 加入一點點的冷開水，可以調整濃度，即成。

小野 TIPS

● 市售商品容易在不知不覺中攝取過多的化學調味料和糖分，最好是自己動手做，可以存放在冰箱保存，搭配新鮮的有機蔬菜或海藻，安心簡單又美味。冷壓芝麻油可以改用香油或苦茶油混合。

3. 義大利沙拉醬

糖質：0g
完成時間：5分鐘
冷藏保存：7天

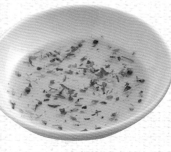

[材 料]

✦ 橄欖油 8大匙
✦ 無糖葡萄醋（或白醋）3～4大匙
✦ 羅勒、百里香、奧勒岡葉 各少許
✦ 赤藻糖醇 1大匙
✦ 鹽 1/2小匙

[做 法]

1 將全部的材料放入容器，用攪拌器拌勻，即成。

小野 TIPS

◉ 油和醋的比例是2：1，可以混合冷壓芝麻油、苦茶油。如果是使用價位高的油，如核桃油、亞麻仁油、杏仁油等，建議製作一次用量，避免油脂氧化變質。

4. 優格沙拉醬

糖質：2g
完成時間：5分鐘
冷藏保存：7天

[材 料]

✦ 冷壓橄欖油 6大匙
✦ 鹽 1/2小匙
✦ 赤藻糖醇 1/2～1大匙
✦ 蒜末 1小匙（選擇）
✦ 無糖優格 3大匙
✦ 胡椒粉 少許
✦ 芥末 1～2小匙

[做 法]

1 將全部的材料放入容器，用攪拌器攪拌均勻，即成。

小野 TIPS

◉ 此道沙拉醬可搭配的食材，如帕瑪森起司、各種剝碎的堅果（杏仁薄片、乾炒芝麻），水煮雞蛋可補充蛋白質，呈現完美的沙拉風味。

◉ 乾麵包塊可以取吃剩的低糖麵包切成骰子狀，用橄欖油以小火煎脆，撒少許鹽、百里香、乾羅勒調味或加入一點點大蒜粉更香。

1. 日式酸梅醬

糖質：3g
完成時間：5分鐘
冷藏保存：30天

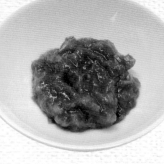

[材料]
- 日式無糖酸梅子中粒 3顆（或大粒2顆）
- 薑汁 1小匙
- 白醋 2大匙
- 赤藻糖醇 3大匙
- 關華豆膠 1/2小匙

[做法]

1 剝掉酸梅子核，取梅子肉撕小塊。

2 將全部的的材料放入容器中拌勻，即成。

小野 TIPS

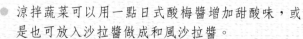

● 日本傳統酸梅的材料是梅子、鹽、紫蘇，最近有販售用糖及味精調味的成分，建議限制糖質飲食的人應該注意看成分表。

● 涼拌蔬菜可以用一點日式酸梅醬增加甜酸味，或是也可放入沙拉醬做成和風沙拉醬。

2. 柴魚片辣椒醬

糖質：4.6g
完成時間：5分鐘
冷藏保存：30天

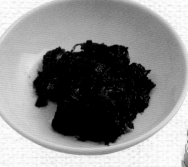

[材料]
- 柴魚片 30g
- 辣椒粉 1～3小匙
- 大蒜粉 1小匙
- 苦茶油 100cc
- 酒 1大匙
- 醬油 1～2大匙
- 赤藻糖醇 1大匙

[做法]

1 將全部的材料攪拌均勻，裝入容器，即成。

小野 TIPS

● 柴魚片辣椒醬的辣椒粉份量可以調整自己喜歡的辣度，應用範圍可以拌清蒸、涼拌或沙拉蔬菜，或是加入1大匙炒蘆筍、甜椒，味道鮮香又好吃。

3. 蒜蓉豆豉醬

糖質：6.5g
完成時間：10分鐘
冷藏保存：60天

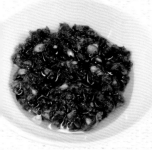

[材 料]

- 切碎豆豉 3大匙
- 大蒜切碎 2瓣
- 冷開水 2小匙
- 蒸餾酒 2小匙
- 赤藻糖醇 2大匙
- 關華豆膠粉 1/2小匙

[做 法]

1 取炒鍋倒入適量的油，放入豆豉、大蒜碎，以中火拌炒。

2 加入冷開水、鹽、蒸餾酒、赤藻糖醇及關華豆膠粉攪拌均勻，即成。

 小野 TIPS

● 蒜蓉豆豉醬適合應用，如炒蔬菜、燒豉汁排骨、煎魚、烤肉等料理變化。

4. 甜辣醬

糖質：3.8g
完成時間：5分鐘
冷藏保存：60天

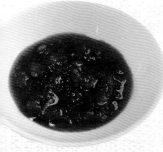

[材 料]

- 無添加辣椒醬 2大匙
- 赤藻糖醇 3大匙
- 關華豆膠粉 1/2小匙
- 冷開水 適量

[做 法]

1 將全部的的材料放入容器中拌勻，即成。

 小野 TIPS

● 甜辣醬適合應用，如海鮮涼拌料理或肉片、粽子、煎蛋、蚵仔煎等沾醬調味。

5. 海山醬

糖質:9g
完成時間：5分鐘
冷藏保存：60天

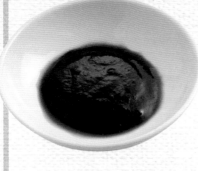

[材 料]

- 無糖醬油 4大匙
- 無糖味噌（暗褐色）1大匙
- 自製番茄醬 3大匙
- 香油 3大匙或適量
- 赤藻糖醇 3～4大匙
- 甘草粉 1/2小匙
- 關華豆膠 1小匙
- 冷開水 適量

[做 法]

1 將全部的的材料放入容器中拌勻，即成。

小野 TIPS

● 市售海山醬成分含有在來米粉、糖，所以限
制糖質的人吃自己做的醬料最安心，且鹹
度、甜度，可依自己的喜好做調整。

6. 安心擔擔麵醬

糖質4g（1人份）
完成時間：10分鐘
冷藏保存：7天

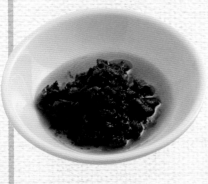

[材 料] 2人份

- 絞肉 300g
- 蒜末 1小匙
- 紅蔥頭末 2大匙

[調味料]

- 自製海山醬 2大匙
- 赤藻糖醇 2大匙
- 無糖醬油 1大匙
- 酒 1大匙
- 水 200ml

[做 法]

1 取炒鍋倒入適量的油，放入絞肉、蒜末、紅蔥頭
末，以中火拌炒5分鐘。

2 加入全部的調味料拌勻，以小火煮約10分鐘，即
成。

小野 TIPS

● 安心擔擔麵醬最適合用來乾炒蒟蒻麵，而素
食者可以將絞肉改用素肉，如切碎的天貝、
麵筋等材料取代。

7. 甜不辣醬

糖質 8g
完成時間：5分鐘
冷藏保存：10天

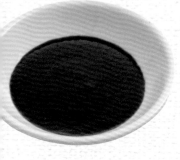

[材 料]

- 無糖醬油 1大匙
- 無糖味噌（暗褐色）1大匙
- 無糖番茄汁 3大匙
- 赤藻糖醇 3大匙
- 關華豆膠粉 1小匙
- 冷開水 50cc～80cc

[做 法]

1 將全部的的材料放入容器中，用打蛋器攪拌均勻，即成。

小野 TIPS

 市售甜不辣醬成分含有米粉、砂糖，糖質比例是5～6成，甚至有些產品含有人工色素，所以最好是自製常備的低糖甜不辣醬，可做為低糖關東煮（蒟蒻、雞蛋、蘿蔔）沾醬好吃又健康。

8. 日式柑橘醬油

糖質：7g（1瓶）
完成時間：5分鐘
冷藏保存：60天

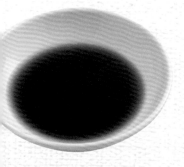

[材 料]

- 無糖醬油 50g
- 白醋（或烏醋）50g
- 冷開水 2大匙
- 檸檬汁 2大匙
- 赤藻糖醇 3大匙

[做 法]

1 將全部的的材料放入容器中拌勻，即成。

小野 TIPS

 在日本吃火鍋在桌子上一定有一瓶PON-ZU，是用日本柚子及糖製作的柑橘醬油，帶有獨特的果香，但是沒有賣限制糖質飲食可吃的無糖柑橘醬油，於是我自行研發出日式減糖柑橘醬油，用檸檬汁取代日本的YUZU，或到日本旅遊可在大賣場找到乾燥柚子皮製作！

1. 墨西哥式酪梨醬

糖質：約8g（全量）
完成時間：15分鐘
冷藏保存：2天

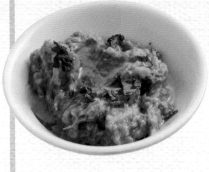

[材 料]

- 熟酪梨 1顆
- 番茄 1/4個
- 洋蔥 1/8個
- 香菜 2枝
- 蒜末 1/2小匙
- 辣椒 適量（選擇）
- 檸檬汁 1小匙
- 小茴香粉 1小撮
- 鹽、胡椒 適量

[做 法]

1 將熟酪梨去皮，取果肉用湯匙壓碎，加入切碎的番茄、洋蔥、香菜、辣椒、檸檬汁、小茴香粉攪拌均勻。

2 加入鹽和胡椒拌勻（調整個人口味），即成。

小野 TIPS

● 控制血糖的人可用來沾蔬菜（蘿蔔生菜、黃瓜、芹菜、甜椒等）食用健康又美味，也適合塗麵包、夾三明治或搭配牛排。

2. 黎巴嫩茄子醬

糖質：9g（全量）
完成時間：20分鐘
冷藏保存：3天

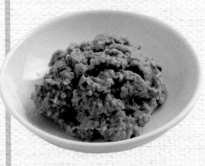

[材 料]

- 日本圓茄 2個
- 白芝麻醬（無糖）2大匙
- 檸檬汁 1大匙
- 橄欖油 適量
- 蒜泥 1小匙
- 香菜 2枝
- 鹽、黑胡椒 適量

[做 法]

1 日本圓茄洗淨，先對切，在表面劃些刀紋，移入烤箱以200度烤至熟軟，取出。

2 用湯匙挖出來茄子肉，去掉皮，放入容器中。

3 加入白芝麻醬、檸檬汁、橄欖油、蒜泥及香菜，拌勻，加入鹽、黑胡椒調味，即成。

小野 TIPS

● 日本圓茄劃刀紋也可以改用叉子戳些洞，以避免茄子爆裂，放入烤箱烤軟，亦可改用瓦斯爐火烤至茄子熟軟，表皮烤焦黑也沒有關係，打開茄子皮必須小心高溫，以免燙傷。

3.LA 帕耳馬香菜醬

糖質：4g
完成時間：5分鐘
冷藏保存：7天

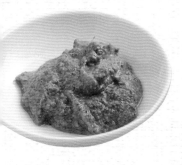

[材 料]
- 香菜 1大把
- 橄欖油 200g
- 大蒜 3辦
- 鹽 適量

[做 法]

1 香菜洗淨、擦乾（去除水分），切細，放入容器中。

2 加入大蒜、橄欖油、鹽，用手持攪拌棒攪打均勻，即成。

小野 TIPS

○ 這是加納利諸島之一的島稱為La Palma島的特產品「綠醬」。若是買了一大把香菜用不完的話，可以加點材料製成新鮮的綠醬，沾食生菜條、麵包、雞蛋、豆腐食品、肉魚類等，方便隨時享受好吃的醬料。

4. 地中海埃及豆醬

糖質：25g（全量）
完成時間：15分鐘
冷藏保存：3天

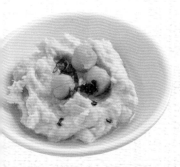

[材 料]
- 乾埃及豆 40g
- 鹽、胡椒 各少許
- 白芝麻醬 2大匙
- 橄欖油 適量
- 檸檬汁 1大匙

[做 法]

1 乾埃及豆洗淨，浸泡一個晚上，隔日放入電鍋中蒸至熟軟，取出。

2 埃及豆、白芝麻醬、檸檬汁放入容器中，用調理機攪拌均勻。

3 加入鹽、胡椒調味，盛入碟子，淋入適量的橄欖油，即成。

小野 TIPS

○ 此道沾醬是中東餐廳經常出現的醬料，自己製作可以用優質的油。此道沾醬的糖質較高，適合分享，如果是一人吃可分裝成三份，放冷凍保存即成。

1. 昆布高湯

糖質：0g
完成時間：5分鐘
冷藏保存：3天

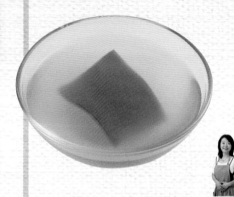

[材 料]
- 昆布1片（約5公分）
- 冷開水 500cc

[做 法]
1 將昆布片、冷開水放入瓶罐中，存放冰箱裡冷藏一個晚上，即成。

小野 TIPS

● 如果沒有常備的昆布水的話，可用昆布片（10公分）加水，煮到沸騰後（昆布煮久會有苦味），熄火，再浸泡10～20分鐘，待涼，可放在冰箱保存。

● 名餐廳的高湯作法：昆布＋干貝1～2個煮沸，待涼放冰箱冷藏，零糖質，且充分釋出純天然的甘醇味及香氣。

2. 日式味噌湯

糖質：3～4g
完成時間：10分鐘

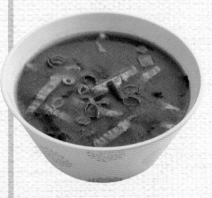

[材 料]
- 柴魚高湯（或昆布高湯）1碗
- 味噌（無糖，暗褐色）1大匙
- 白蘿蔔絲 適量
- 金針菇 適量
- 日式炸豆皮 適量
- 海帶芽 適量

[做 法]
1 將食材洗淨，切成絲狀；金針菇切小段；日式炸豆皮，用熱水淋以去除表面的油分；海帶芽泡水至軟，切小塊。

2 柴魚高湯放入湯鍋煮沸，加入白蘿蔔絲、日式炸豆皮，以中火煮約5分鐘。

3 再放入味噌拌勻（不要沸騰），熄火，放入金針菇、海帶芽煮熟，即成。

小野 TIPS

● 日式的早餐一定是喝味噌湯，前一天晚上把小魚乾放入鍋子裡浸泡一個晚上，讓小魚乾的味道慢慢地釋放出來，這樣精心煮出來的味噌湯跟沖泡的口感真的不一樣。

3. 柴魚高湯

糖質：0g
完成時間：5分鐘
冷藏保存：2天

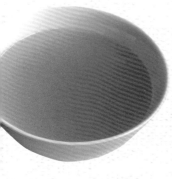

[材 料] 2～3碗分量

◆ 昆布高湯
◆ 柴魚片 1把（或乾小沙丁魚5～6條）

● 柴魚片做法

1　昆布高湯煮沸，放入柴魚片煮約2～3分鐘，熄火，過濾湯汁，即成。

● 乾小沙丁魚做法

1　乾小沙丁魚去除頭部和內臟（有苦味），用昆布高湯浸泡6～8個小時（冷藏保存），再以中火煮後過濾，可釋放鮮美的滋味。

小野 TIPS

● 以前日本家庭的媽媽，每天早上在家人起床前，會刨乾鰹魚，小孩子被刨柴魚的呱呱聲音叫醒。現今很少人用傳統的刨子刨乾鰹魚，但我堅持古法，能重新喚起過往的回憶。

4. 地中海味噌海鮮湯

糖質：5g
完成時間：30分鐘

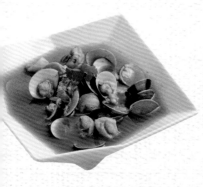

[材 料]

◆ 蛤蜊、花枝片、白肉魚片、鮮蝦 適量
◆ 大蒜末 2瓣
◆ 洋蔥 1/2個　　◆ 番紅花 一小撮
◆ 迷迭香 1/2小匙　◆ 罐頭無糖番茄汁 200g
◆ 西芹丁 1/2條　　◆ 無糖味噌 1～2大匙

[做 法]

1　取70度左右的熱水浸泡番紅花約10分鐘。

2　蛤蜊、花枝片、白肉魚片、鮮蝦洗淨；洋蔥切丁備用。

3　取炒鍋倒入油加熱，以小火炒大蒜末、洋蔥丁。

4　加入無糖番茄汁、水、迷迭香、番紅花、西芹丁煮5分鐘。

5　加入全部海鮮，以中火煮熟，加入味噌調味，再煮5分鐘，即成。

5. 印度檸檬薑湯

糖質：5g
完成時間：20分鐘

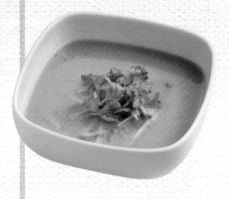

[材料]

◆ 雞翅膀 3隻　　◆ 檸檬汁 2大匙
◆ 大蒜 1辦　　　◆ 香菜 適量
◆ 蔥段 適量　　　◆ 昆布高湯 適量
◆ 薑絲 15g

[調味料]

◆ 無糖番茄醬 2大匙　◆ 咖哩粉 1/2～1小匙
◆ 鹽、白胡椒 適量

[做法]

1 取平底鍋加入適量的油，放入薑絲10g、大蒜、雞翅膀拌炒。放入番茄醬、蔥段、昆布高湯、咖哩粉煮約10分鐘。

2 取出煮過的薑絲和雞翅膀，放入剩餘的薑絲5g續煮5分鐘，增加香氣。

3 加入鹽、檸檬汁調味，撒上白胡椒、香菜，即成。

6. 義大利蔬菜湯

糖質：5g（1人份）
完成時間：20分鐘

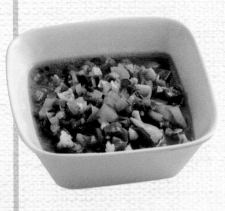

[材料] 2人份

◆ 西芹丁 3大匙　　◆ 紅蘿蔔丁 2大匙
◆ 洋蔥丁 1大匙　　◆ 無糖番茄醬 1/2 碗
◆ 蒜末 1辦　　　　◆ 昆布高湯 600g

[調味料]

◆ 鹽、胡椒 少許
◆ 帕瑪森起司 適量

[做法]

1 取平底鍋倒入少許的油加熱，放入蒜末、洋蔥丁以中火炒1分鐘

2 加入西芹丁、紅蘿蔔丁炒約3分鐘，倒入昆布高湯（或雞湯或水）、無糖番茄醬，以小火煮約15～20分鐘。

3 放入鹽、胡椒調味，盛入容器中，撒上帕瑪森起司，即成。

7. 花椰菜濃湯

糖質：5.4g
完成時間：20分鐘

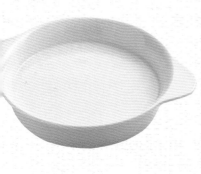

[材 料]
- 花椰菜 1/4顆
- 洋蔥末 1/8
- 大蒜末 1瓣
- 雞湯（或水）300g
- 鮮奶油 100g

[調味料]
- 鹽、胡椒各 適量

[做 法]

1　花椰菜洗淨，放入調理機攪碎，清蒸約2～3分鐘。

2　取平底鍋加入少許油加熱，放入大蒜末、洋蔥末以中火拌炒1分鐘，放涼。

3　將花椰菜、大蒜末、洋蔥加入雞湯，用手持攪拌棒攪拌均勻至全部柔滑。

4　倒入湯鍋中，以小火邊煮邊攪拌至煮沸，食用前加入鮮奶油，以小火煮1分鐘，放入鹽、胡椒調味，即成。

8. 菠菜青翠湯

糖質：1g（1人份）
完成時間：20分鐘

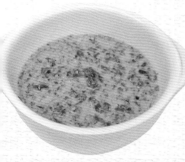

[材 料] 2～3人份
- 菠菜 1把
- 昆布高湯（或雞湯）800g
- 鮮奶油 100g

[調味料]
- 鹽 少許

[做 法]

1　菠菜洗淨，汆燙至鮮綠色，撈起，用冷水沖涼，擰乾水分。

2　昆布高湯放入容器中，加入菠菜，用手持攪拌棒攪拌均勻（太濃可加水調整）。

3　以中火煮約5分鐘，加入鮮奶油，放入鹽調味，即成。

小野 TIPS

● 菠菜是零糖質的最佳蔬菜。有的人擔心菠菜含有澀味，只要將菠菜浸泡清水中10分鐘，或是汆燙之後用流動水好好沖涼，可減少草酸約七八成的含量。

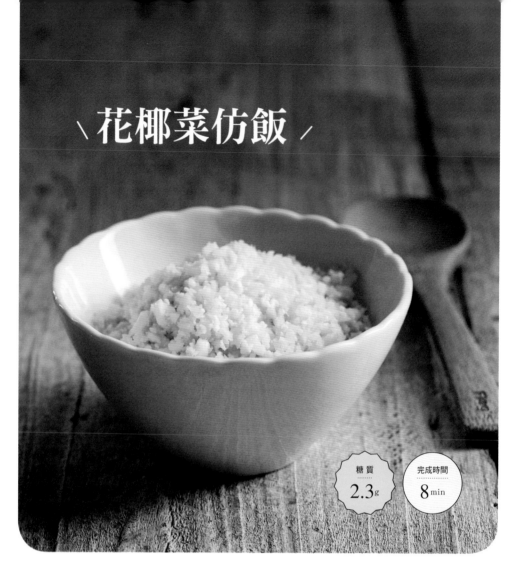

花椰菜仿飯

糖質	完成時間
2.3g	8min

小野 TIPS

- 請注意蒸煮的時間（按照花椰菜的量，變化蒸的時間），蒸太久味道不好吃，因此建議最好不離開廚房，好好盯著它，煮熟立即取出。

- 如果要用花椰菜米粒來製作炒飯，建議減少花椰菜米粒蒸煮時間，最好是煮到七八分熟。

- 花椰菜米粒，如果沒有添加洋車前子纖維粉，可以製作口感較乾的各式仿飯，例如適合做炒飯或是印度咖哩。

170

[材 料] 花椰菜1顆

[做 法]

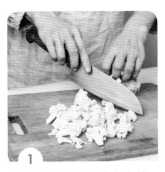

1

花椰菜洗淨，切成小支狀。

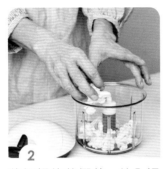

2

將切好的花椰菜，放入調理機。

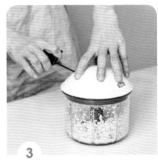

3

用手壓住調理機，手持拉桿攪碎花椰菜成米粒狀。

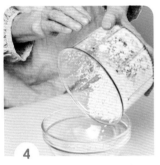

4

將花椰菜米粒倒入容器中。

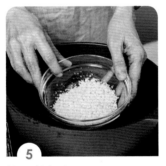

5

放入蒸鍋中。

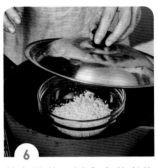

6

蓋上鍋蓋，以中火蒸煮約2～3分鐘。

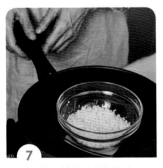

7

檢查花椰菜仿飯的熟度。

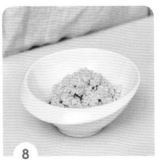

8

即成低糖質的花椰菜仿飯。

低糖質的花椰菜仿飯，可取代白米飯！

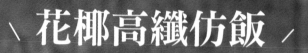

＼ 花椰高纖仿飯 ／

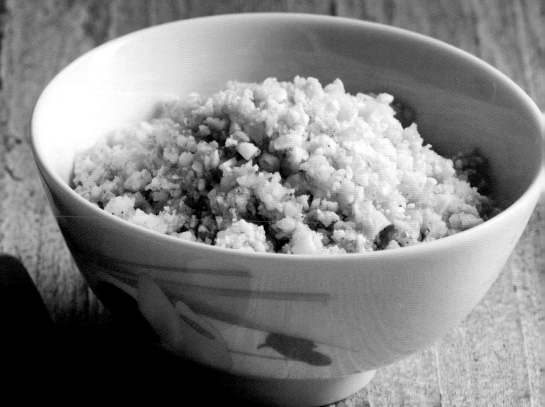

糖質
2~3g

完成時間
6min

[材料]
花椰菜 半顆
洋車前子纖維粉 1～3大匙

[做法]

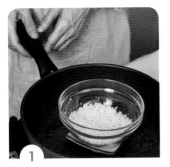

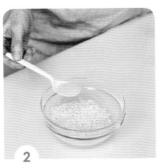

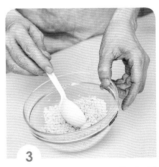

① 花椰菜洗淨，放入調理機攪碎，倒入容器中蒸熟，即成花椰菜仿飯。（詳見 P.170）

② 花椰菜仿飯加入洋車前子纖維粉（先加入 1 大匙）攪拌均勻。

③ 等待約 10 分鐘後，觀察黏度（若要黏一點口感，可再放些洋車前子纖維粉做調整），即成。

 小野 TIPS ⋯⋯⋯⋯⋯⋯⋯⋯⋯⋯⋯⋯⋯⋯⋯⋯⋯⋯⋯⋯⋯⋯⋯⋯

- 洋車前子纖維粉可吸水膨脹約50倍，添加在花椰菜仿飯後會吸收水分糊化產生黏性，形成糯米飯的口感，可取代白米飯主食。因為洋車前子纖維粉是淡褐色，搭配花椰菜仿飯，樣貌類似糙米飯色澤有健康主食的風味。

- 洋車前子纖維粉原來是治療或預防便秘的野草，是德國很多人愛用的安全藥草，可是要提醒一下，使用洋車前子纖維粉，請多多攝取水分，以免引起便秘，因為洋車前子纖維粉的吸水力相當強，可排除宿便囤積，降低腸道疾病罹患率。

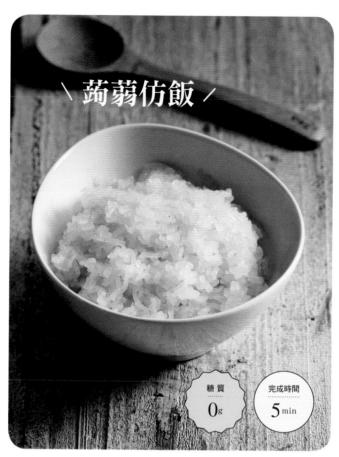

蒟蒻仿飯

糖質 0g

完成時間 5 min

[材料]

蒟蒻麵 1包

[做法]

1 將蒟蒻麵用流動水沖洗好。

2 放入滾水中氽燙（消除氫氧化鈣）待熱水再次煮沸，撈起，瀝乾水分。

3 用不沾平底鍋以中火乾炒，去除水分。

4 取小刀切成米粒狀，裝入容器中，即成。

小野 TIPS

● 蒟蒻仿飯適合搭配印度料理，例如搭配咖哩料理，還可以倒入熱開水做成仿稀飯，因為沒有黏度，口感清淡，可以依個人喜好調味。

● 使用市售的蒟蒻麵製成的蒟蒻仿飯，形狀與白米飯幾乎相同，只是沒有QQ的口感及剛蒸熟米飯的香氣，第一次品嚐可能會不太習慣，但請不要失望，無色無味的蒟蒻含有很多的優點，我們可以順便加點味道變化口味！

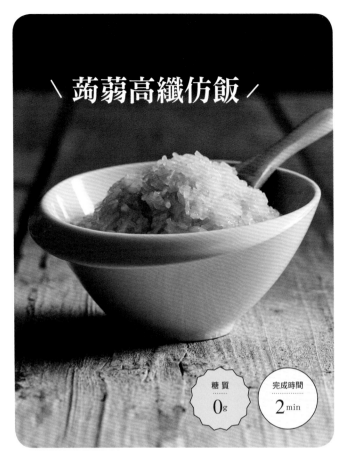

\ 蒟蒻高纖仿飯 /

[材料]
蒟蒻麵 1包
洋車前子纖維粉 1大匙

[做法]

1 蒟蒻麵用流動水沖洗。

2 將蒟蒻麵放入滾水汆燙（可消除氫氧化鈣）等待熱水再次煮沸，撈起，瀝乾水分。

3 切成碎末狀（約米粒大小，形狀類似剛煮好的白米飯）。

4 放入洋車前子纖維粉攪拌均勻（等洋車前子纖維粉吸收蒟蒻的水分，用筷子可以夾起來），即成。

糖質
0g

完成時間
2min

小野 TIPS

◎ 市售的蒟蒻米與自製蒟蒻米，前者顆粒較大，而自製的蒟蒻米口感較細緻，可依個人的喜好選擇食用。此道的蒟蒻高纖仿飯也適合用來做無澱粉的粽子（詳見P.215）。

◎ 蒟蒻高纖仿飯適合帶便當，因為比較不容易壞掉，而花椰菜仿飯在常溫下比較容易變質。我到國外旅行坐飛機一定會帶蒟蒻高纖仿飯便當，因為飛機餐點大部分含有很多澱粉和糖，限制糖質飲食的人能吃的除了幾塊肉或魚、生菜之外，調味也偏甜，所以只好自己帶蒟蒻高纖仿飯便當，零糖質又有飽足感。

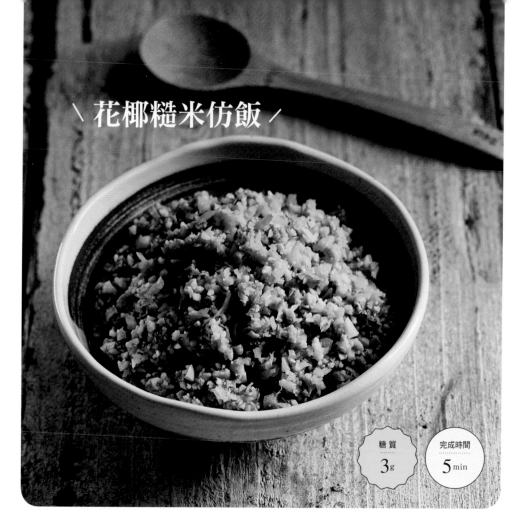

＼ 花椰糙米仿飯 ／

糖質
3g

完成時間
5min

[材 料]

- 花椰菜仿飯（P.170） 2碗
- 洋車前子纖維粉 1大匙
- 煮熟黃豆 2大匙
- 無糖醬油 少量
- 乾炒的芝麻（選擇）

[做 法]

1 煮熟黃豆切碎（如米飯顆粒大小）。

2 花椰菜仿飯放入容器中，加入洋車前子纖維粉攪拌均勻。

3 加入切碎的煮熟黃豆、無糖醬油拌勻，撒上芝麻，即可食用。

小野 TIPS

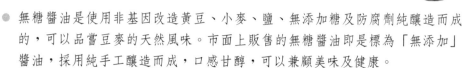

- 無糖醬油是使用非基因改造黃豆、小麥、鹽、無添加糖及防腐劑純釀造而成的，可以品嘗豆麥的天然風味。市面上販售的無糖醬油即是標為「無添加」醬油，採用純手工釀造而成，口感甘醇，可以兼顧美味及健康。

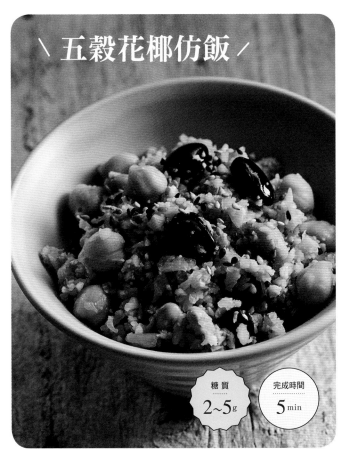

＼ 五穀花椰仿飯 ／

[材 料]

- 花椰高纖仿飯 1碗
- 煮熟的黃豆、黑豆、埃及豆 適量
- 松子、葵花子 各適量
- 黑芝麻、白芝麻 適量
- 煎熟的天貝 適量

[調味料]

- 鹽 少許

[做 法]

1 花椰高纖仿飯放入容器中，加入煮熟的黃豆、黑豆、埃及豆。

2 再放入松子、葵花子用飯匙拌勻。

3 將乾炒的黑芝麻、白芝麻、鹽研磨混合，撒在**作法2**上面，加入煎熟切小塊的天貝，即成。

糖質
2~5g

完成時間
5min

小野 TIPS

◎ 營養學家建議人體每天應攝取27克以上的纖維素，才能達到預防疾病及保健的作用。花椰高纖仿飯含有豐富的高纖維質，可以幫助消化，有利於減肥，及降低心血管疾病的發生率。

◎ 此道可加入糖質較少的食材，而煮熟的豆類可以分裝放冷凍保存，還有芝麻乾炒後，用研缽研磨芝麻味道最香！

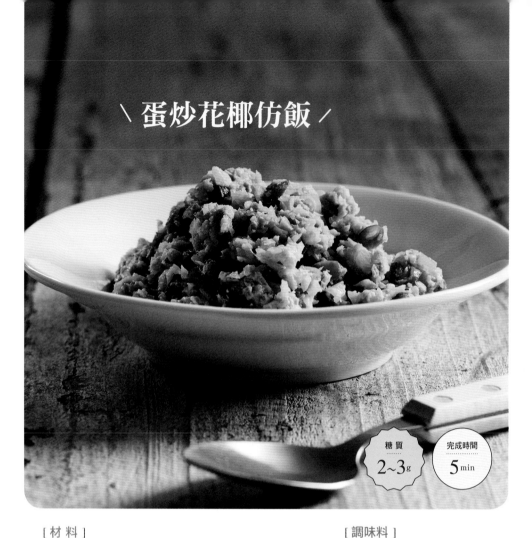

\ 蛋炒花椰仿飯 /

糖質
2~3g

完成時間
5min

[材 料]

+ 花椰菜仿飯（P.170） 2小碗
+ 雞蛋 2個
+ 蔥末 1條
+ 薑末 少量
+ 油 1大匙

[調味料]

+ 無糖醬油 適量

[做 法]

1 雞蛋打散，蛋黃及蛋白分裝容器。

2 蛋黃、花椰菜仿飯放入容器中，用筷子攪拌均勻，備用。

3 取炒鍋倒入油加熱，加入蔥末和薑末炒香，放入蛋白略拌炒。

4 再放入作法2拌炒均勻，倒入無糖醬油調味，即成。

小野 TIPS

◉ 如果不能吃蛋黃，那麼用蛋白做蛋白花椰炒仿飯！省略做法1，炒全部的材料後，撒上薑黃粉1小匙攪拌均勻，最後撒上黑胡椒粉。

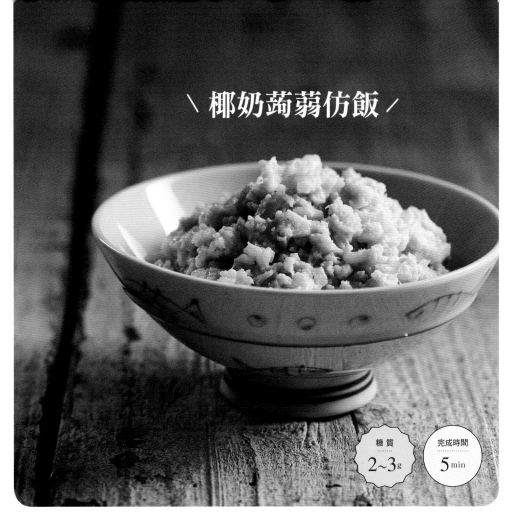

＼椰奶蒟蒻仿飯／

糖質	完成時間
2~3g	5 min

[材 料]

- 蒟蒻麵 1包
- 椰奶 3大匙
- 洋車前子纖維粉 1大匙

[做 法]

1　將蒟蒻麵用流動水沖洗好，放入滾水中汆燙（消除氫氧化鈣），等待熱水再次煮沸，撈起，瀝乾水分，切細狀。

2　用不沾平底鍋以中火乾炒，去除水分。加入椰奶攪拌均勻，加入洋車前子纖維粉拌勻，即成。

小野 TIPS

◉ 我經常做椰奶蒟蒻仿飯，適合搭配東南亞料理，如果你喜歡吃印度料理的話，試試看加小一撮白荳蔻粉、肉桂粉、丁香粉攪拌均勻，以前我還吃印度米飯時，加了這些香料煮飯很好吃，後來發現搭配椰奶蒟蒻仿飯也能產生驚艷的口感！

179

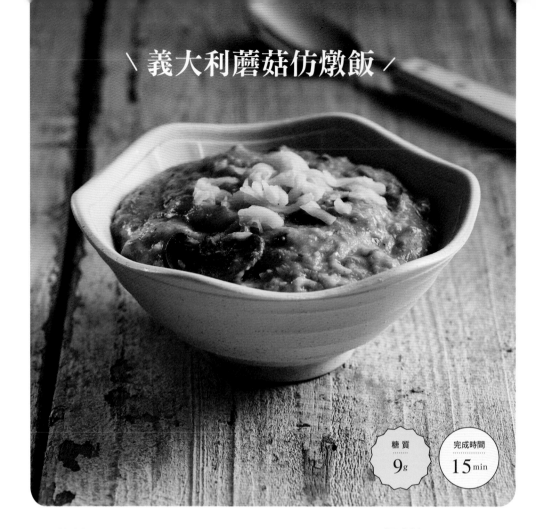

＼ 義大利蘑菇仿燉飯 ／

糖 質
9g

完成時間
15min

[材 料]

◆ 花椰菜仿飯（P.170） 半碗
◆ 蒟蒻仿飯（P.174） 半碗
◆ 蒜末 1瓣
◆ 洋蔥末 20g

◆ 蘑菇片 200g
◆ 關華豆膠 1小匙
◆ 橄欖油 2大匙
◆ 自製雞湯 1碗

[調味料]

◆ 鮮奶油 100g
◆ 帕瑪森起司 適量
◆ 鹽、白胡椒粉 適量

[做 法]

1 取炒鍋倒入橄欖油加熱，加入蒜末、洋蔥末，以小火拌炒。

2 倒入雞湯、花椰菜仿飯、蒟蒻仿飯、蘑菇片、關華豆膠、鮮奶油，以中小火邊煮邊攪拌。

3 放入鹽、白胡椒粉調味，以小火煮1分鐘，熄火，盛入容器。撒上帕瑪森起司，即可食用。

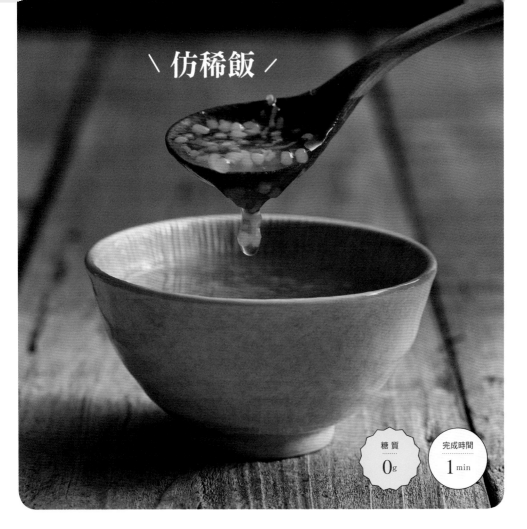

\ 仿稀飯 /

糖質
0g

完成時間
1min

[材料]

◆ 蒟蒻仿飯（P.174） 1碗
◆ 洋車前子纖維粉 1/2小匙
◆ 熱水 適量

[做法]

1 將蒟蒻仿飯放入容器中，加入洋車前子纖維粉攪拌均勻。

2 倒入熱水拌勻，即成。

 小野 TIPS

◎ 洋車前子纖維粉放太多的話，仿稀飯會變成漿糊狀。如果你是喜好較清淡的仿稀飯，也可以不用放入洋車前子纖維粉。剛開始製作仿稀飯可少量嘗試，找到最好吃的口感。

◎ 外出旅行可以將蒟蒻仿飯放入容器中，無論是到餐廳吃飯或飛機上，都可以請服務員倒入熱水，速成一碗仿稀飯主食，清爽暖胃又有飽足感。

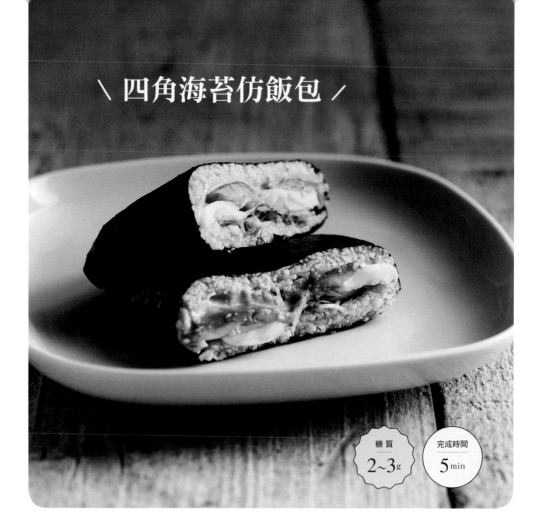

＼ 四角海苔仿飯包 ／

糖質	完成時間
2~3g	5 min

[材 料]

- ◆ 海苔片 1大片
- ◆ 花椰高纖仿飯（P.172）1碗
- ◆ 蘿蔔嬰 適量
- ◆ 水煮蛋片 1顆
- ◆ 起司 1片
- ◆ 酪梨片 適量
- ◆ 洋車前子纖維粉 1大匙

 小野 TIPS ⋯⋯⋯⋯⋯⋯⋯⋯⋯⋯⋯⋯⋯⋯⋯⋯⋯⋯⋯⋯⋯⋯⋯⋯⋯⋯⋯⋯

● 日式傳統的三角飯糰叫Onigiri，但日本現在流行一種新式飯糰，緣起是一位年輕爸爸為小孩做便當，想到不必捏、簡單做，就可以快速完成美味的三明治，所以有人開玩笑稱為Onigirazu（不捏的飯糰），所以我也研發了限制糖質飲食版的四角海苔仿飯包，要特別注意，天氣炎熱，花椰菜容易變質，最好是完成後馬上吃，如果是上班族要記得放在辦公室的冰箱保存。

[做法]

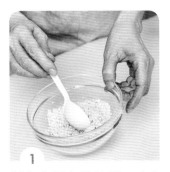

1 製作花椰高纖仿飯。（作法詳見本書第 172 頁）

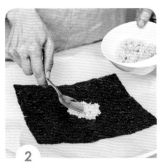

2 取保鮮膜放一張海苔片，取適量的花椰高纖仿飯放中間位置。

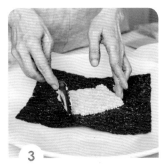

3 將花椰高纖仿飯鋪平整合成四方型，厚度不要太高。

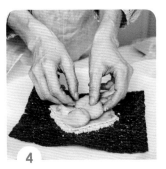

4 放上一片起司及酪梨片。

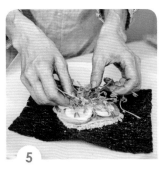

5 再放上水煮蛋片、蘿蔔嬰。

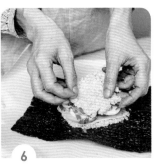

6 再放上一層花椰高纖仿飯（與下層仿飯相同厚度）。

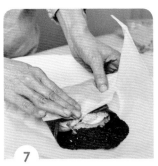

7 以對角折疊海苔片，包成四方型狀（不用壓太扁）。

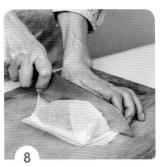

8 取刀片切成對半。

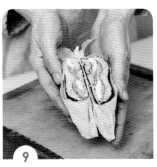

9 簡單完成新口味的低糖飯糰（餡料可任意變化）。

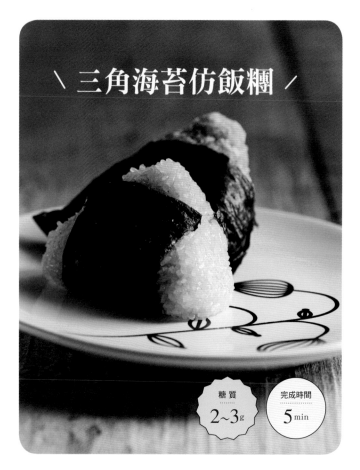

＼ 三角海苔仿飯糰 ／

糖質
2~3g

完成時間
5min

[材料]

◆ 海苔 半張
◆ 花椰高纖仿飯（P.172）
　（或蒟蒻高纖仿飯P.175）
　1碗
◆ 自製鮭魚肉鬆 適量

[調味料]

◆ 鹽 少許

[做 法]

1　取保鮮膜一片，先撒少量
　的鹽，將花椰高纖仿飯放
　在保鮮膜上面。

2　將自製鮭魚肉鬆放在中
　間，用雙手捏成三角型。

3　取海苔片貼在外層，即可
　享用。

 小野 TIPS ....

◉ 飯糰是最簡易又方便的食物，取用花椰高纖仿飯（P.172），或蒟蒻高纖仿飯
　（P.175），可減少糖質的攝取量，也是減脂肪或降血糖朋友們最適合外出攜帶的
　便利食物，美味又健康。

◉ 用此方式製作台式飯糰也沒問題！可取用台灣傳統的飯糰餡料，如肉鬆、煎蛋、
　酸菜、鮪魚、菜脯等材料變化口味。但麵粉做的油條，菜脯的糖質高，吃少點。

◉ 餡料可取用口感脆的材料會比較好吃，例如：新鮮的萵苣或炸的豆皮取代油條，
　或用小黃瓜可以代替菜脯，營養健康又美味。

◉ 請注意天氣熱，花椰菜仿飯容易變質，最好是製作完成馬上吃，如果是上班族可
　以存放在辦公室的冰箱保存。

糖質：0g
完成時間：20分鐘

自製無糖鮭魚肉鬆

[材料]

◆ 鮭魚 適量
◆ 鹽 適量

[做法]

1 鮭魚洗淨，用紙巾擦乾水分，去掉魚骨。

2 放入滾水中，以中小火汆燙約5分鐘，取出，去除魚刺，壓成小塊狀。

3 取平底鍋，放入鮭魚肉、鹽、以小火一直攪拌著乾炒，直至沒有水分，即成。

 小野 TIPS ....

◎ 鮭魚肉鬆的鹹度，請自己調整。鹽越多，冷藏保存時間越長，但不要太鹹，用的鹽很少的話，冷藏保存就是三天，若要延長時間必須要冷凍存放。

◎ 在日本的超商一定有販賣鮭魚肉鬆餡的飯糰。北海道的鹹鮭魚是日本早期傳統保存的食物，因為味道較鹹，可以保存很久，也是裝便當的常備菜餚，如果有機會買到的話，可以放著慢慢品嚐或製作此道的三角海苔仿飯糰，別有一番風味。

185

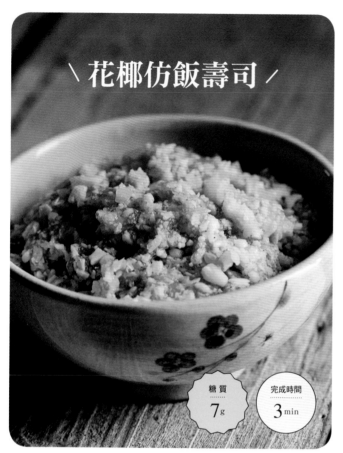

＼花椰仿飯壽司／

[材料]

◆ 花椰菜仿飯（P.170） 300g
◆ 洋車前子纖維粉 3大匙

[調味料]

◆ 赤藻糖醇 2大匙
◆ 白醋 3大匙
◆ 鹽 1/3小匙

[做法]

1 花椰菜仿飯放入容器中，加入洋車前子纖維粉拌勻。

2 放入全部的調味料攪拌均勻，等10分鐘左右，黏度較強，即成。

糖質
7g

完成時間
3min

小野 TIPS ....

不能吃壽司大概是限制糖質的人的遺憾吧！雖然製作壽司搭配的魚片，幾乎沒有糖質，但是壽司是用米飯、砂糖、白醋製做的，加上壓縮過的壽司米飯很容易會吃過量，所以吃了壽司，血糖難免急劇上升。於是我研究了限制糖質飲食的人可以安心吃的仿飯壽司。自製手握仿飯壽司是超低糖，現在你是否也有興趣做低糖的壽司師傅！

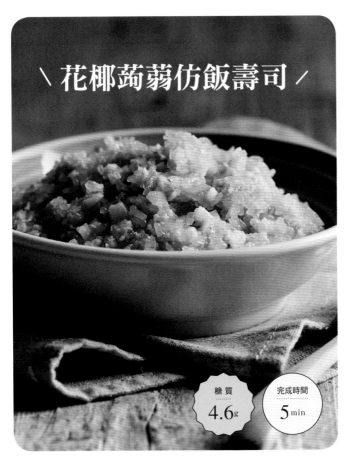

花椰蒟蒻仿飯壽司

[材料]

- 花椰菜仿飯（P.170）
  200g
- 蒟蒻仿飯（P.174）
  100g
- 洋車前子纖維粉
  3大匙

[調味料]

- 赤藻糖醇 2大匙
- 白醋 3大匙
- 鹽 1/3小匙

[做法]

1 花椰菜仿飯、蒟蒻仿飯放入容器中，加入洋車前子纖維粉拌勻。

2 放入全部的調味料攪拌均勻，等10分鐘左右，黏度較強，即成。

糖質
4.6g

完成時間
5min

小野 TIPS ·

◉ 此道含有蒟蒻，所以水分含量比較多，口感軟。用洋車前子纖維粉製作的料理，不要貿然斷定，需要一點耐心，等待10分鐘直到洋車前子纖維粉生效！

◉ 花椰蒟蒻仿飯壽司可以存放在冷藏室保存2天，隨時可以方便取出捏各種口味的壽司，或是製作紫菜捲料理！

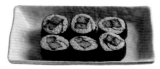

187

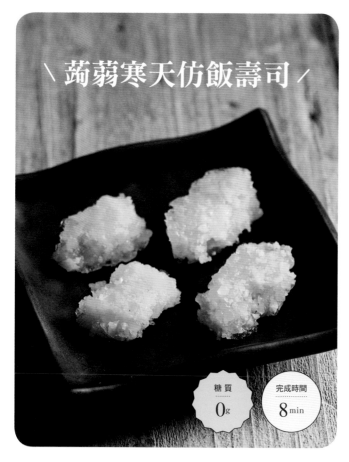

\ 蒟蒻寒天仿飯壽司 /

糖質
0g

完成時間
8min

[材 料]
- 寒天粉 2小匙
- 蒟蒻仿飯（P.174） 2碗
- 白醋 2大匙
- 赤藻糖醇 2大匙
- 水 30g

[做 法]
1 將寒天粉、白醋、赤藻糖醇、水混合均勻，放入湯鍋中，以中火加熱，即成寒天液。

2 寒天液、蒟蒻仿飯混合均勻，放入冰箱，等凝固，再取出。

3 用小湯匙舀取一小塊，再用手塑形為手握仿飯壽司。

4 仿飯壽司上面可搭配喜歡的食材（生魚片、蛋捲片、酪梨片、小黃瓜片）。

 小野 TIPS ．．．．．．．．．．．．．．．．．．．．．．．．．．．．．

◉ 如果是晚餐要吃蒟蒻寒天仿飯壽司的話，可以在當天上午或下午（或前1天）開始準備仿飯壽司（因為寒天粉凝固需要一兩個小時），完成可放在冰箱冷藏保存，待食用時再取出，任意搭配新鮮的各種生魚片、蔬食食材，放在仿飯壽司上面再整形，加入1小撮山葵醬塗在生魚片，在家即能享受美味的低糖壽司料理！

◉ 如果覺得蒟蒻寒天仿飯壽司口感有點硬，可以加水再煮，放涼再塑形，如果感覺煮太軟，可以加入適量的寒天粉再煮，放涼。對，需要有點練習⋯⋯這是小野減糖實驗廚房發明的糖質零克的仿飯壽司！

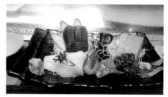

▲零克糖質的生魚片。

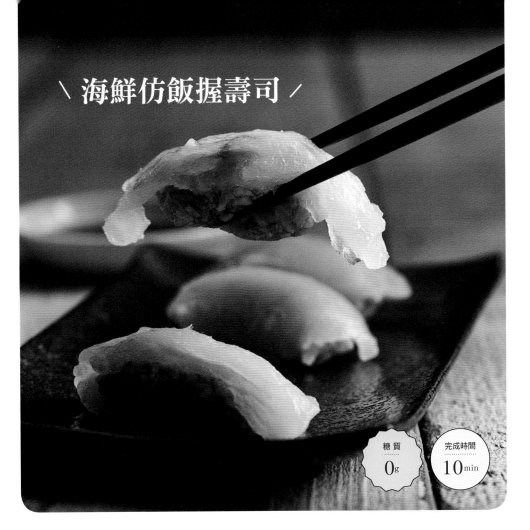

＼ 海鮮仿飯握壽司 ／

糖質 0g

完成時間 10min

[材 料]

- 蒟蒻寒天仿飯壽司（P.188） 4個
- 生魚片 4片

[調味料]

- 山葵醬 適量
- 無糖醬油 適量

[做 法]

1　取蒟蒻寒天仿飯壽司（或花椰仿飯壽司P.186）一個，用手塑形成手握仿壽司。

2　取1小撮山葵醬塗在生魚片上，放在手握仿壽司上，用手掌和手指輕輕地壓住。

3　依序完成，盛入盤中，蘸點無糖醬油調味，即可享用。

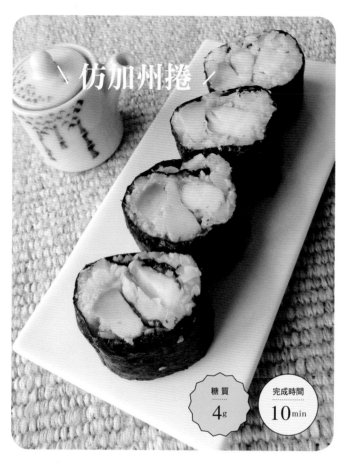

╲ 仿加州捲 ╱

糖質 4g

完成時間 10min

[材料]

◆ 海苔 1張
◆ 花椰仿飯壽司（P.186）
　1碗
◆ 酪梨 1/2顆
◆ 新鮮熟蝦仁5～8隻（或新
　鮮的鮭魚片5片）

[做法]

1 酪梨去皮，取果肉，切
　條。

2 將海苔放在捲簾上面（亮
　面層朝下方）。

3 花椰仿飯壽司平鋪於海苔
　上面。

4 放入酪梨、熟蝦仁（或新
　鮮鮭魚片），再捲起壓緊
　形成壽司捲，分切6塊，
　擺盤，即成。

 小野 TIPS ....

◉ 加州捲原本是取蟹肉（或蟹肉棒）、酪梨為餡料捲成的壽司（California roll），
這是在一九七〇年代加州的壽司師傅發明的，且加州捲是不用海苔片，而是取白
飯平鋪在保鮮膜上面捲，主因是美國人還不習慣吃海苔！

◉ 加工的蟹肉棒含有澱粉和糖分，所以我改用酪梨、新鮮熟蝦仁，因為酪梨含有優
質的油脂，搭配新鮮熟蝦仁合成的口感，營養健康又超級美味。

◉ 新鮮的蝦子買回家之後，務必取牙籤去除腸泥，再用熱水煮至蝦身彎曲，立即熄
火，以免煮過熟造成蝦肉太硬不好吃。

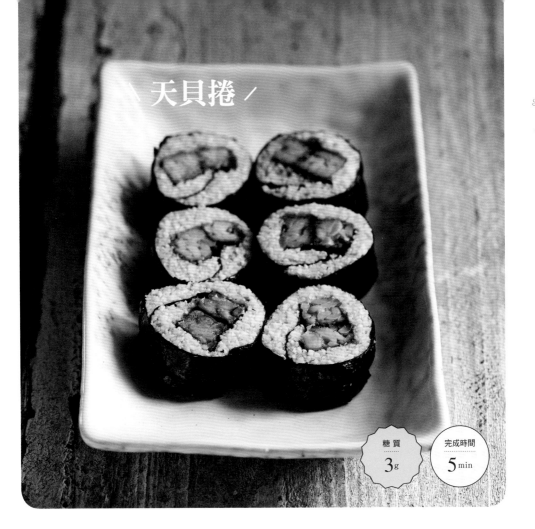

天貝捲

糖質 **3**g	完成時間 **5**min

[材料]

- 天貝 100g
- 花椰蒟蒻仿飯壽司（P.187）1碗
- 海苔片 1張
- 無糖醬油 適量

[做法]

1 天貝切成條狀，上面塗點無糖醬油，以小火煎香調味。

2 海苔片放在捲簾上，取花椰蒟蒻仿飯壽司平鋪。

3 放入天貝條，再捲起壓緊形成壽司捲，分切6小塊，擺盤，即成。

小野 TIPS

● 天貝是容易吸味道的食材，適合搭配醬油烹調，而愛吃辣的人可再塗些
豆瓣醬調味，增添味覺的層次感，或是再加入小黃瓜條變化口味。

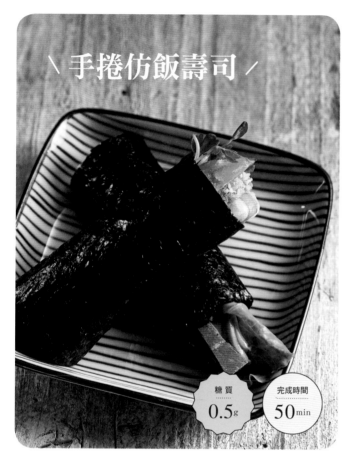

手捲仿飯壽司

[材料]

◆ 花椰蒟蒻仿飯壽司
（P.187）（或花椰仿飯壽
司P.186）適量
◆ 海苔片 1張
◆ 紅蘿蔔條、美生菜 適量
◆ 蘿蔔嬰、起司片 適量
◆ 水煮蝦肉 適量

[調味料]

◆ 山葵醬、無糖醬油 適量

[做法]

1 海苔用剪刀切成4小張。

2 取海苔1小張，放入花椰蒟
蒻仿飯壽司平鋪，再放入
紅蘿蔔條、美生菜、起司
片，包成手捲狀。

3 取海苔1小張平鋪，放入花
椰蒟蒻仿飯壽司平鋪，再
放入蘿蔔嬰、水煮蝦肉，
包成手捲狀，即可享用。

糖質
0.5g

完成時間
50min

小野 TIPS

● 這是典型的家庭晚餐菜單，在日本稱為手捲壽司（Temaki-zushi）。家裡有喜慶或
者有朋友們拜訪，大家一起動手DIY。兩大好處是全部材料放在桌上，女主人不
必在廚房獨自做菜，只要準備兩種飯（米飯和花椰仿飯壽司），客人及限制糖質
飲食的人也可以吃的食材。

● 邀請客人到家裡用餐時，請準備兩種壽司飯。一般的壽司飯作法如下：米300g米
洗淨，加入水360g、5公分昆布煮至熟，加入白醋約4大匙、砂糖2大匙、鹽2小匙
攪拌均勻，同時很快地弄涼（日本人會用團扇搧），讓米飯光亮。

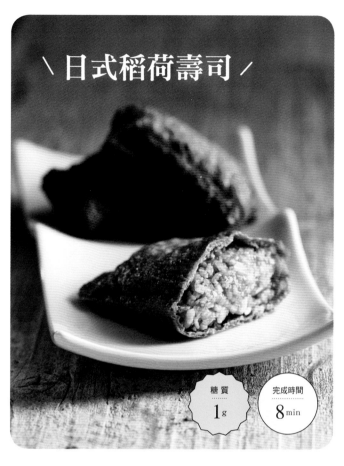

＼日式稻荷壽司／

[材料] 可做4個

- 花椰仿飯壽司
  （P.186） 2碗
- 日式油豆皮包 2張
- 芝麻少許（選擇）

[調味料]

- 無糖醬油 1大匙
- 開水 2大匙
- 赤藻糖醇 2大匙

[做法]

1 用熱開水汆燙油豆皮包（去除油），取出，對切。

2 無糖醬油、開水、赤藻糖醇放入湯鍋，放入油豆皮包，以小火煮到湯汁收乾（留意燒焦），熄火，取出。

3 油豆皮包打開放入花椰仿飯壽司，上面蘸芝麻，即成。

糖質
1g

完成時間
8min

小野 TIPS

● 外面販售的稻荷壽司，糖質含量高，而製作這種日式稻荷壽司，簡單美味又好吃。煮油豆皮包時，會取4～5張一起煮，煮好的油豆皮包放冰箱冷藏可保存三天，而放冷凍存放，可製作狐狸麵（P.199）時，或切絲，當成素肉使用。

● 如果陪朋友去壽司店的話，怎麼辦？我建議，限制糖質飲食的人在壽司店點沙拉類、味噌湯、串燒肉、小菜、生魚片拼盤。如果例外吃了幾個壽司，那麼就不要坐車，跑步回家吧！吃澱粉後跑步運動一下，會使血糖下降。

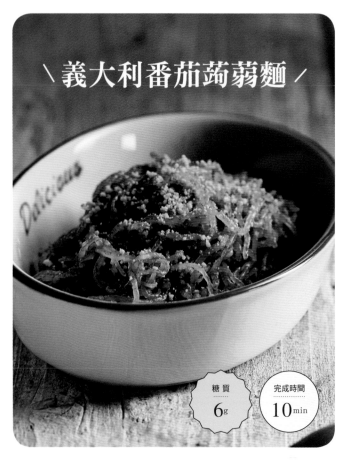

\ 義大利番茄蒟蒻麵 /

[材料]

- 蒟蒻麵 1包
- 大蒜末 1瓣
- 無糖番茄醬 100cc
- 橄欖 7～10個（選擇）
- 羅勒 適量

[調味料]

- 鹽 1小撮
- 黑胡椒 少許
- 帕瑪森起司粉 適量

[做 法]

1 蒟蒻麵用冷水沖洗，放入熱水汆燙，撈起，切段。

2 取炒鍋加入少許油，放入大蒜末拌炒，加入番茄醬、橄欖邊煮邊攪拌。

3 加入蒟蒻麵拌炒至收汁入味，放入鹽及撕碎的羅勒，裝入容器。

4 撒上黑胡椒、帕瑪森起司粉，即可食用。

糖 質
6g

完成時間
10min

 小野 TIPS ....

● 愛吃麵的人不能吃白麵條可能會覺得難過，我每次回日本都能看到新發售的低糖麵條，如黃豆做的、豆漿和蒟蒻做的麵條等新產品。

● 蒟蒻麵是代替白麵條最容易取得的食材，且容易入味，有咬勁，保質期長，價格又便宜，建議限制糖質的人可以常備此食材。

● 如果是要食用扁麵條，可以將蒟蒻凍切成薄片狀。蒟蒻麵與蒟蒻扁麵條口感不一樣，請試試看！

● 九層塔和義大利的羅勒，味道不一樣。做義大利菜羅勒是最常用的香料，也很容易種。我在日本九州的老家庭院播過羅勒種籽，夏天周圍一帶形成了羅勒海！

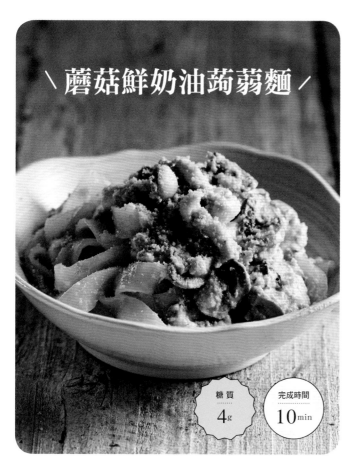

＼ 蘑菇鮮奶油蒟蒻麵 ／

糖質 **4**g

完成時間 **10**min

[材 料]

- 蒟蒻麵 1包
- 橄欖油 2大匙
- 大蒜末 1瓣
- 蔥花 10g
- 鮮奶油 80g
- 蘑菇片 100g

[調味料]

- 鹽、胡椒 少許
- 帕瑪森起司粉 適量

[做 法]

1 蒟蒻麵用水沖洗，以熱水汆燙，撈起，切成合適長度。

2 取炒鍋加入橄欖油，放入大蒜末、蔥花拌炒。

3 加入蘑菇、鮮奶油煮熟，放入鹽、胡椒調味（可選擇加入1大匙白葡萄酒），食用時撒入帕瑪森起司粉，即成。

 小野 TIPS ·······

◎ 全素者可以用豆漿或自製加州杏仁奶取代鮮奶油，但味道會比較清淡。使用一點關華豆膠口感會比較濃郁，可以先在豆漿（或杏仁奶）加入1/2小匙關華豆膠攪拌再略煮即成。

◎ 在我住的德國小城市，人口約25萬人的，也有亞洲食品店呢！亞洲食品店有賣中國進口的蒟蒻米和蒟蒻麵，可是常常賣完，因為要減肥的德國人開始吃蒟蒻麵和蒟蒻米，而要減肥的人可以將蒟蒻米和白米一起煮（1：1），聽很多人說，家人根本沒發現口感不同喔！

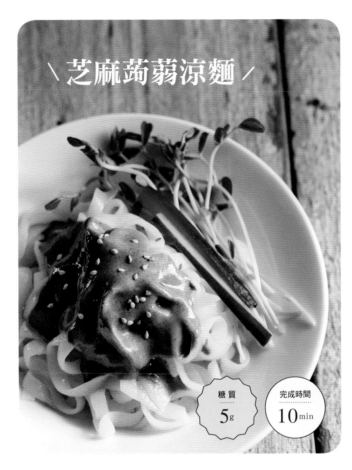

\ 芝麻蒟蒻涼麵 /

糖質 **5**g

完成時間 **10**min

[材 料]

◆ 蒟蒻麵 1包
◆ 小黃瓜絲 適量
◆ 芽菜 適量
◆ 白芝麻 適量

[調味料]

◆ 芝麻醬 3大匙
◆ 無糖醬油 1～2大匙
◆ 大蒜末 1小匙
◆ 赤藻糖醇 2大匙
◆ 日式味噌（褐色）1小匙
◆ 冷開水 適量

[做 法]

1 蒟蒻麵用冷水沖洗，放入熱水汆燙，撈起，切成喜歡的長短，放入容器。

2 將全部的調味料放入容器中拌勻（用冷開水調整濃稠度）。

3 **作法2**淋入蒟蒻麵，放入小黃瓜絲、芽菜、白芝麻，即成。

 小野 TIPS ....

◉ 市售芝麻醬有些含有砂糖、果糖及沙拉油等成分，而限制糖質的人最好是自己做芝麻醬，或是買無添加100%純天然的芝麻醬較佳。

◉ 此道涼麵可以添加各式的蔬菜絲、肉絲、蛋絲做口味變化，或是可依個人喜好添加醬料的層次變化，如花椒油、豆腐乳、香菜、辣椒油、香油等。

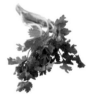

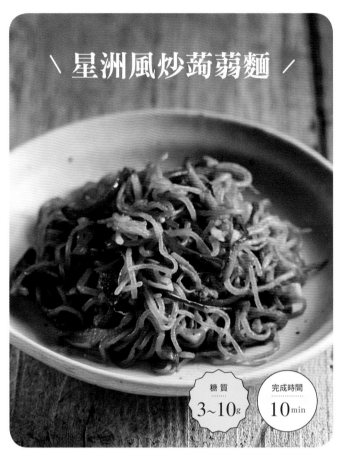

＼ 星洲風炒蒟蒻麵 ／

[材 料]
- 蒟蒻麵 1包
- 紅蘿蔔絲 30g
- 高麗菜絲 50g
- 青辣椒絲 30g
- 雞肉絲 80g
- 大蒜末 10g
- 薑末 10g

[調味料]
- 咖哩粉 1/2～1小匙
- 醬油 1小匙
- 赤藻糖醇 少許
- 米酒 1小匙
- 蠔油 少許
- 芝麻油 少許

[做 法]

1 蒟蒻麵用冷水沖洗，放入熱水汆燙，撈起，切成適合的長度。

2 取平底鍋放入油加熱，放入大蒜末、薑末炒香，加入紅蘿蔔絲、高麗菜絲、雞肉絲及青辣椒絲拌炒。

3 加入蒟蒻麵、全部的調味料拌炒至收汁，即可食用。

糖質 3～10g

完成時間 10min

小野 TIPS

◉ 因為蒟蒻麵容易吸收醬汁的味道，所以非常適合搭配咖哩的香氣。此道使用的蔬菜及肉類可任意選擇，先看看冰箱裡，還沒用完的蔬菜（洋蔥、菇類、青椒、甜椒、嫩豌豆、豆芽等），吃剩的肉類等，該它們出場了！

◉ 若是此道用少量的蠔油當佐料時，風味也很好，但大部分的現成蠔油含有糖、澱粉，注意不要用過量。

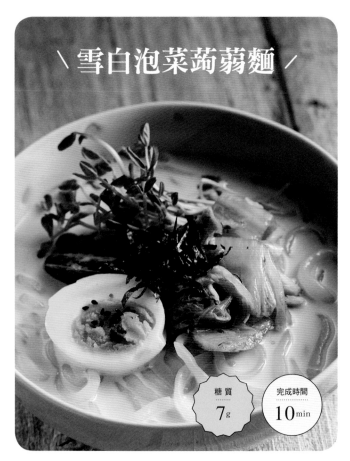

＼雪白泡菜蒟蒻麵／

[材 料]
- 蒟蒻麵 1包
- 冰豆漿 250cc
- 水煮蛋 1顆
- 芽菜 20g
- 韓式泡菜 50g
- 白芝麻（乾炒備用）

[調味料]
- 日式味噌（或鹽）少許

[做 法]

1 蒟蒻麵用冷水沖洗，放入熱水汆燙，撈起，切成適合的長度。

2 蒟蒻麵、味噌（或鹽）及調味過的冰豆漿放入湯碗中，再加入水煮蛋、芽菜、韓式泡菜、白芝麻，即可食用。

糖質
7g

完成時間
10 min

小野 TIPS ....

- 此道是我參考韓國夏天的涼麵（Kongukus）的作法，使用蒟蒻麵做成的豆漿涼麵，滋味很不錯，尤其是在炎熱的夏季食用，輕食、美味又健康。

- 可以使用自製不過濾的黃豆漿（含豆渣），亦能享受黃豆自本身的濃厚滋味，不需要特別調味料。

- 關於配料的變化，可使用切絲的小黃瓜、各式的蔬菜、櫻桃番茄半顆或水煮肉片等食材。

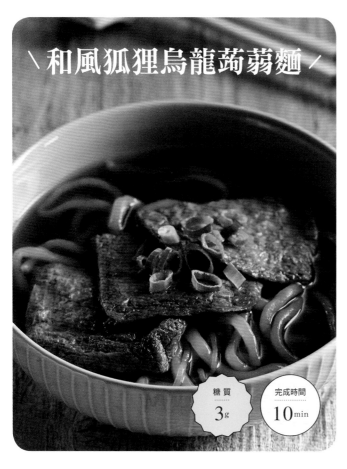

＼ 和風狐狸烏龍蒟蒻麵 ／

[材 料]

◆ 蒟蒻麵 1包
◆ 柴魚高湯 300g
　（P.167）
◆ 甜煮荷包豆皮
　（P.193）3片
◆ 蔥花 適量

[調味料]

◆ 無糖醬油 1大匙
◆ 赤藻糖醇 1大匙
◆ 七味辣椒粉 適量

[做 法]

1 蒟蒻麵先用冷水沖洗，放入熱水汆燙，切成適合的長度。

2 柴魚高湯加熱，加入無糖醬油、赤藻糖醇調味。

3 放入蒟蒻麵、日式荷包豆皮、蔥花、七味辣椒粉，即可食用。

糖質
3g

完成時間
10min

小野 TIPS ···

◎ 在日本用炸豆皮的烏龍麵叫「狐狸烏龍麵」（Kitsune Wudon）。做日式湯麵的高湯，可以用昆布、柴魚薄片、小魚乾熬煮，而素食者則是使用昆布熬煮的高湯。日本烏龍湯麵本來加入味醂，糖質較高，所以但限制糖質的人改用赤藻糖醇，且要避免使用原料含糖的和風粉末調味料。

◎ 如果臨時沒有準備昆布高湯，可以取昆布小片放在溫水中，浸泡30分鐘後再煮幾分鐘即成。

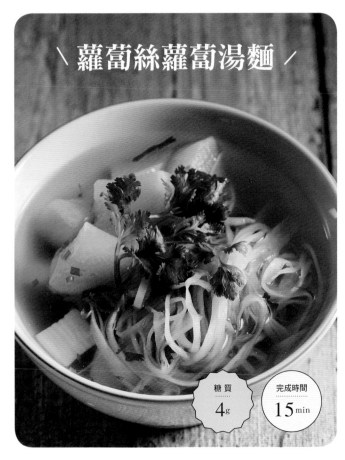

＼ 蘿蔔絲蘿蔔湯麵 ／

[材 料]

◆ 白蘿蔔 10公分長段
◆ 白蘿蔔塊 50g
◆ 自製雞湯 適量
◆ 蔥花 適量
◆ 香菜 適量

[調味料]

◆ 鹽 少許

[做 法]

1 白蘿蔔削除外皮，取刨刀將白蘿蔔由上往下拉（刨成長絲狀），撒入少許的鹽拌勻，放置10分鐘，擰乾水分，即成白蘿蔔長絲（取代麵條）。

2 雞湯倒入湯鍋中煮沸，放入白蘿蔔塊煮至九分熟，加入白蘿蔔絲煮熟，撒入鹽調味。

3 倒入容器中，放入香菜、蔥花，即可食用。

糖 質
4g

完成時間
15min

小野 TIPS

此道蘿蔔絲蘿蔔湯麵的命名由來是用白蘿蔔長絲取代傳統的白麵條，帶有清新高纖的風味。蘿蔔長絲可以隨意調整煮的時間控制軟硬的熟度，而煮好的蘿蔔長絲麵可以用來炒或是做湯麵。白蘿蔔可以任意切各種變化形狀，取代義大利麵、板條等食材，切法不同口感也不一樣。

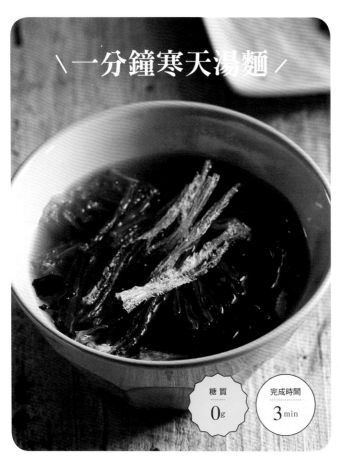

＼一分鐘寒天湯麵 ／

[材料]
◆ 寒天絲 10g
◆ 熱開水（或高湯）適量
◆ 嫩海帶芽 適量

[做法]

1 用剪刀把寒天絲剪5公分左右。

2 將寒天絲泡冷開水10分鐘（也可以較長時間），擰乾。

3 泡好的寒天絲放入容器中，加入嫩海帶芽，倒入熱開水浸泡3分鐘，即成。

糖質
0g

完成時間
3 min

 小野 TIPS ....

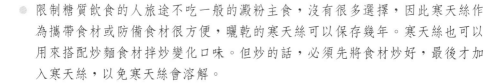

◎ 乾的寒天絲（洋菜絲）也可以代替一般的麵，倒入熱的高湯，就立即變透明、滑溜。唯一缺點是一定要馬上吃，不然，寒天絲「麵」就會開始溶化，所以不適合拿來做便當。
可是，可以利用這個特性做速食。例如我去旅行時，只要在飛機或大飯店倒入熱開水就可以吃。

◎ 限制糖質飲食的人旅途不吃一般的澱粉主食，沒有很多選擇，因此寒天絲作為攜帶食材或防備食材很方便，曬乾的寒天絲可以保存幾年。寒天絲也可以用來搭配炒麵食材拌炒變化口味。但炒的話，必須先將食材炒好，最後才加入寒天絲，以免寒天絲會溶解。

幸福蒲燒素鰻魚

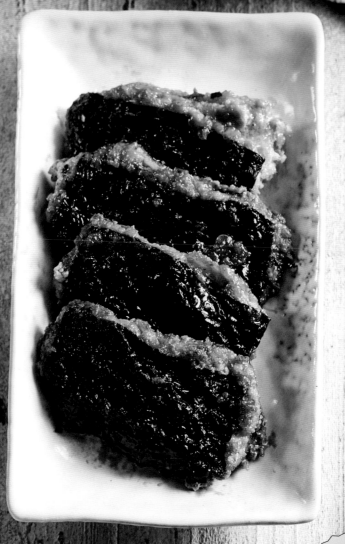

糖質
5g

完成時間
20min

[材料]
◆ 豆腐 400g
◆ 洋車前子纖維粉 2大匙
◆ 海苔 1大張

[調味料 A]
◆ 無糖醬油 3 大匙
◆ 赤藻糖醇 3～4大匙
◆ 清酒 1大匙

[調味料 B]
◆ 日本山椒粉 適量

[做法]

1 將豆腐捏碎，加入洋車前子纖維粉攪拌均勻（等到洋車前子纖維粉吸收豆腐的水分），放置約10～20分鐘（亦可在前一天製作放冷藏保存）。

2 取出已凝結的豆腐，取適量在海苔上推開壓平做成鰻魚片狀，取剪刀剪成8片。

3 取不沾鍋加入油燒熱，放入鰻魚片以中火兩面煎至豆腐面焦脆，加入全部的調味料A，煮約3～5分鐘。

4 煮至醬油開始濃縮、冒泡，水分蒸發了八成（因為鰻魚白肉含有洋車前子纖維粉，醬料容易形成勾芡狀），熄火，撒上日本山椒粉（或花椒粉）即可享用。

 小野 TIPS ●●●●●●●●●●●●●●●●●●●●●●●●●●●●●●●●●●●●

◉ 此道是不用鰻魚的鰻魚料理！根據素食朋友的要求，我發明了豆腐鰻魚，喜歡吃魚的朋友們也很愛吃這道「仿鰻魚」。蒲燒鰻魚的醬料是很重要的部分，用無糖醬油和赤藻糖醇調配而成的。將蒲燒素鰻魚放在個人喜好的仿飯（P.170～P.176），像日式超人氣的「鰻丼」（Wunagi Donburi）料理。

◉ 此道取代豆腐製作的鰻魚白肉，亦可以改用煮或蒸的花椰菜，作法是將煮軟的花椰菜（煮或蒸都可以）壓碎做花椰菜泥，加入洋車前子纖維粉攪拌均勻，形狀跟豆腐鰻魚同樣，在海苔上推開壓平製做鰻魚片，口感與豆腐是多了點蔬菜味。

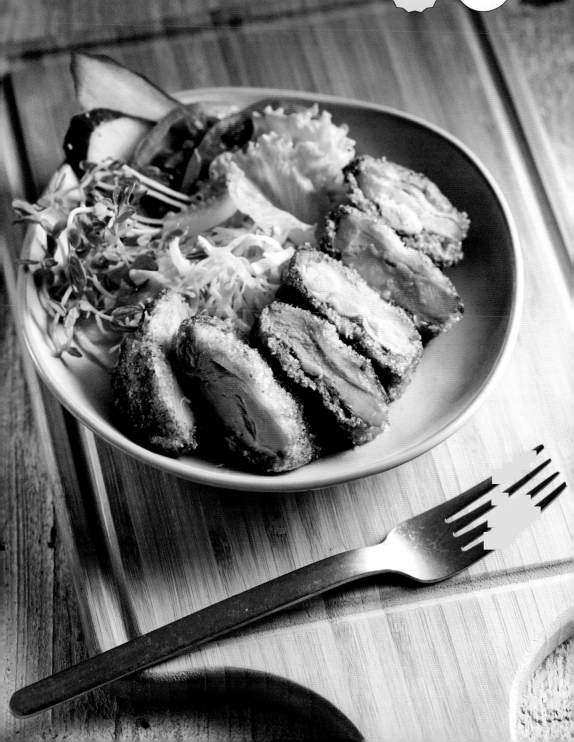

仿麵衣安心炸雞

糖質 2g

完成時間 15min

[材 料]

◆ 去骨雞腿肉 1塊

[仿麵衣材料]

◆ 加州杏仁果（或杏仁果薄片）適量
◆ 雞蛋 1/2個
◆ 洋車前子纖維粉 2大匙

[醃 料]

◆ 無糖醬油 2大匙
◆ 赤藻糖醇 1大匙
◆ 五香粉 1/2小匙
◆ 蒜末、薑末 各1小匙

[做 法]

1　去骨雞腿肉用桿麵杖拍打（將肉質纖維打散入味）。

2　將醃料的材料放入容器中攪拌均勻，放入雞肉醃漬浸泡至少三個小時，存放在冰箱保存（可在前一天準備）。

3　杏仁果放入調理機切碎（約5～10秒，注意不要太細變成杏仁粉）即成。

4　雞蛋、洋車前子纖維粉放入容器中攪拌均勻，放入醃雞肉，取出，抹上杏仁片，熱油鍋油炸至熟，即成。

 小野 TIPS ···

● 市售的炸雞料理的麵衣是取用麵粉製成的，對於限制糖質的人是不合適食用的，而利用這種仿麵衣可以做日式天婦羅、炸各種菇類、瓜類、肉類或海鮮等食物。

● 購買放養的有機土雞（可用去骨雞腿或胸肉），再搭配自製的無澱粉麵衣，限制糖質的人可以享用有機炸雞，自己動手做用錢也買不到的安心炸雞！

● 雞肉抹上仿麵衣之後，也可以放入烤箱烘烤，作法是放在烘焙紙上，以180度烤10分鐘，翻過來再烤10分鐘即成。

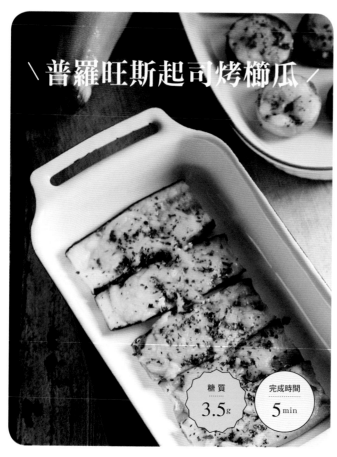

普羅旺斯起司烤櫛瓜

[材 料]

◆ 櫛瓜 1根
◆ 起司片 50g

[調味料]

◆ 普羅旺斯香料 1小匙
◆ 鹽 少許
◆ 黑胡椒 少許

[做 法]

1　將櫛瓜洗淨，先切條狀（約7公分左右），再切薄片。

2　取烤盤，放上烘焙紙，放入櫛瓜片，再擺上起司片、普羅旺斯香料。

3　移入烤箱以上下火180度烤約12～15分鐘至熟。

4　取出，撒上鹽、黑胡椒調味，即可食用。

糖質
3.5g

完成時間
5 min

 小野 TIPS ··

● 普羅旺斯香料是法國南部的特產香料，如迷迭香、薄荷、羅勒、百里香、月桂葉、墨角蘭、薰衣草等混合成的，搭配瓜類蔬菜烘烤，更能呈現食物層次的口感。

● 櫛瓜也可切成圓片狀，放入平底鍋子用橄欖油以中小火煎熟，搭配胡椒鹽也能呈現自然的原味。

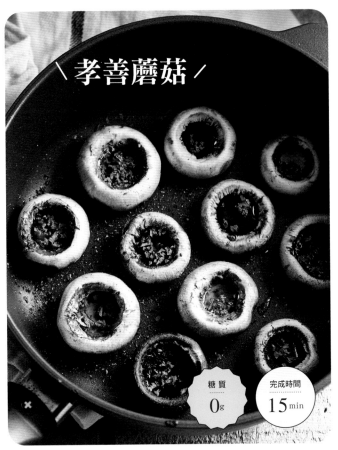

\ 孝善蘑菇 /

糖質 0g

完成時間 15 min

[材 料]
♦ 新鮮蘑菇 適量

[調味料]
♦ 鹽 少許

[平底鍋做法]

1 蘑菇用濕紙巾擦乾淨，並且除掉蒂根部分。

2 將蘑菇倒過來，放入不沾的平底鍋，再撒上鹽，以小火慢煎（不要動蘑菇）。

3 等待10～15分鐘後，蘑菇會滲出鮮味高湯，整鍋端至餐桌，請小心享用。

Part 4 減糖健康廚房 無澱粉美味蔬食 — 普羅旺斯起司烤櫛瓜／孝善蘑菇

 小野 TIPS ●●●

◉ 看到「孝善」或許有人會好奇它的由來？其實這道料理是我的韓國朋友名字是「孝善」教導的，做法十分簡單，又可以品嚐從蘑菇滲出來的高湯，滋味甜美又很好吃！而且蘑菇是沒有糖質的最佳菇類，可以多加利用。

◉ 烤箱做法
取烤盤，放入烘焙紙，擺入蘑菇，再撒上鹽，以180度烤約15分鐘，即成。

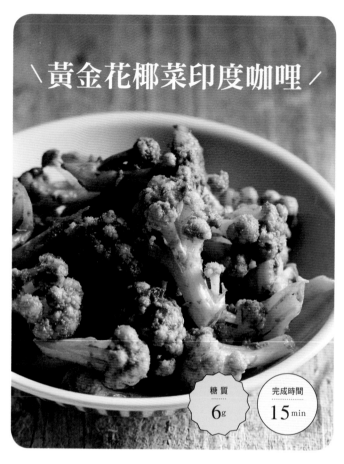

\黃金花椰菜印度咖哩/

[材 料] 2～3份
- ◆ 花椰菜 半顆
- ◆ 大蒜末 1瓣

[調味料]
- ◆ 無糖番茄醬 5大匙
- ◆ 薑黃粉 1小匙
- ◆ 小茴香粉 1小匙
- ◆ 鹽、胡椒 各少許

[做 法]

1 花椰菜洗淨，切小塊。

2 取炒鍋放大蒜末，用小火炒香。放薑黃粉、小茴香粉和無糖番茄醬拌炒均勻，加花椰菜、鹽攪拌均勻。

3 蓋上鍋蓋，用中小火燜煮15～20分鐘左右，輕輕攪拌，等花椰菜夠軟，熄火，撒入胡椒拌勻，即成。

糖質
6g

完成時間
15 min

小野 TIPS ....

● 這道黃金色的花椰菜，品嚐過的朋友們都問我怎麼做！即使是放到冰箱冷藏第二天取出口感也好吃，適合當做常備菜料理。

● 印度人做這道料理，一定加馬鈴薯，用花椰菜和馬鈴薯一起煮的素食咖哩，在印度餐廳的菜單裡常看到的蔬菜料理之一。

● 用薑黃粉的料理，一定會一起用胡椒！薑黃的效力（免疫系統，抗氧化、預防癌症等）搭配胡椒更強化，但不要攝取過量，適量是一天1.5g～3g。無論如何，用過量的話，苦味太強，不好吃。

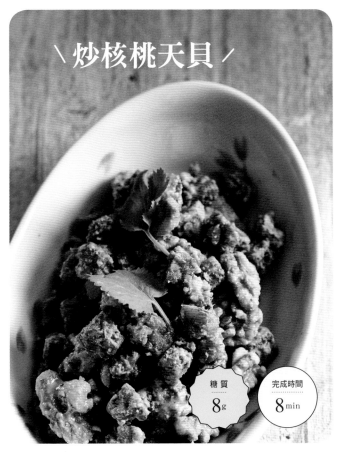

＼炒核桃天貝／

[材料]

- 天貝 80g
- 核桃 10粒
- 大蒜末 1顆
- 香菜 適量

[調味料]

- 無糖花生醬 1大匙
- 白芝麻醬 1大匙
- 無糖醬油 1小匙
- 赤藻糖醇 1大匙

[做法]

1 天貝切小方塊（約1公分）；全部調味料放入容器拌勻。

2 取炒鍋用少許油，放入天貝用中小火煎至金黃色，盛出。

3 續入大蒜末、核桃略炒、放入天貝拌炒，加入調味料，熄火，略炒，撒上香菜，即成。

糖質
8g

完成時間
8min

 小野 TIPS ....

- 天貝與花生醬兩者特別搭配，但花生的糖質較高，限制糖質的人不要吃過量，但我還是努力研發找到調味的「妥協量」，用少量的花生醬製作，可以享受印尼風味的料理，尤其與椰奶蒟蒻仿飯（P.179）非常合適，結合椰奶和花生的香味，形成印尼風味減糖的美味套餐。

- 常備花生辣醬很方便！作法是：取無糖花生醬5～6大匙、芝麻醬3大匙、辣椒醬、蒜末、薑末、花生油、芝麻油、赤藻糖醇、醬油、白醋，鹽等材料各適量，放入容器中攪拌均勻（如果太濃的話，可用花生油或芝麻油稀釋），調整自己喜好的辣度和甜度（為什麼加入芝麻醬？因為花生醬的糖質高，所以使用糖質少的芝麻醬替代，且含有自然堅果的香氣）。

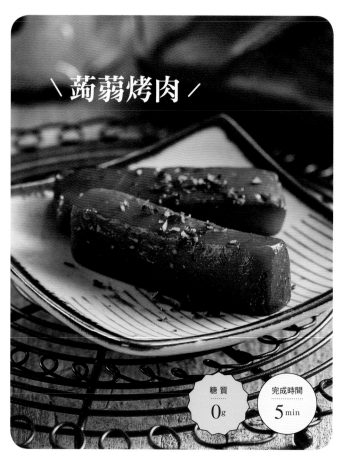

蒟蒻烤肉

[材 料]
- 蒟蒻 1塊
- 薑末、蒜末 適量

[調味料]
- 醬油 適量

[做 法]

1 蒟蒻切5公分長段（厚約1公分），用流動水沖洗，放入滾水汆燙（消除氫氧化鈣）至水煮沸，撈起，瀝乾水分，用清水沖洗。

2 蒟蒻放入容器中，加入醬油、薑末、蒜末浸泡約1個小時以上（冷藏1天或1天以上，蒟蒻會很有味道）。

3 取炒鍋加入少許的油，放入醃入味的蒟蒻，以中小火兩面煎，盛入容器中，即可享用。

糖質
0g

完成時間
5min

 小野 TIPS

● 十分入味的蒟蒻「烤肉」，口感不會比真正的烤肉遜色，保證會一口接一口吃。蒟蒻烤肉對於想要快速減肥的人十分合適，因為此道食物幾乎沒有熱量，而且吃起來有點像肉凍，不但可以吃飽，還能減肥的作用。

● 使用蒟蒻時，請不要忘記要先用熱開水汆燙，可以去掉鹼的味道，前處理完成之後，可以用來煎、烤，甚至醃好的蒟蒻上面，撒入杏仁粉油炸，呈現另一種變化的口味。

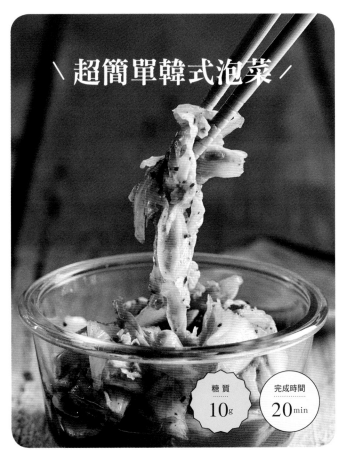

＼超簡單韓式泡菜／

糖質
10g

完成時間
20min

[材 料]

- 大白菜 1/4粿
- 鹽 1大匙
- 乾淨的瓶罐 1大罐

[醃 料]

- 韓國辣椒粉 2大匙
- 蒜泥 1大匙
- 薑泥 1小匙
- 青蔥 適量
- 魚露 1小匙
- 赤藻糖醇 1大匙

[做 法]

1 大白菜洗淨，切成段狀的大小，加入鹽拌勻，等候約1～2小時，擰乾水分。

2 將韓國辣椒粉、蒜泥、薑泥、青蔥、魚露、赤藻糖醇放入容器中混合，攪拌均勻，即成調味醬。

3 戴上手套，取大白菜加入調味醬攪拌均勻，裝入瓶罐中，蓋上瓶蓋栓緊。

4 存放在冰箱冷藏保存約3天後可以吃，一般一個星期後最好吃（自己喜歡的發酵度），即成。

小野 TIPS ●

● 如果是採買市售的韓式泡菜，要先注意看成分表，不要買到醃料含有葡萄糖、果糖等成分。自己動手醃韓式泡菜作法簡單，且大部分的材料都很容易找到，而韓國進口的辣椒粗粉也可以在網路上訂購十分便利，雖然韓國進口的辣椒粗粉看起來很辣，其實味道並不會太辣，而用剩的韓式辣椒粉最好是放冷凍保存。

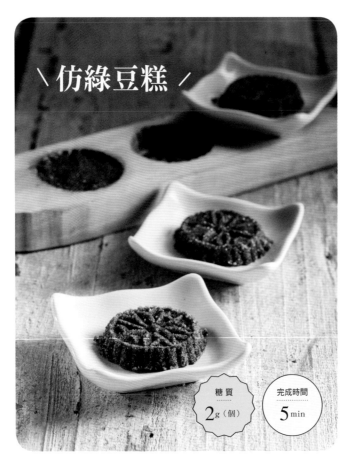

\ 仿綠豆糕 /

[材料]

+ 加州杏仁粉 200g
+ 綠茶粉 2小匙
+ 關華豆膠 1小匙
+ 赤藻糖醇（細粉狀）
  80～100g
+ 冷壓油 80cc

[做 法]

1 加州杏仁粉、綠茶粉、關華豆膠、赤藻糖醇放入容器中攪拌均勻。

2 一點一點地倒入冷壓油揉勻（調整油量，油太多太軟，油太少就不能成形）。

3 捏取適量的作法2壓入木模中成型，取出，即可食用。

糖質 2g（個）

完成時間 5min

小野 TIPS ·

⚫ 仿綠豆糕外型類似真正的綠豆糕，但此道沒用綠豆材料，所以準確應該稱為「綠茶糕」。一般綠豆糕的材料是綠豆粉、麵粉、砂糖等，對限制糖質飲食的人並不適合，所以我研發改用加州杏仁粉混合綠茶粉取代綠豆粉，且仿綠豆糕不必蒸或烤，只要綠豆糕的木模，而沒有模型亦可以用手塑形。

⚫ 此道材料也可以不用綠茶粉，製作成單純的杏仁糕，適合當成下午茶或招待客人的減糖點心。

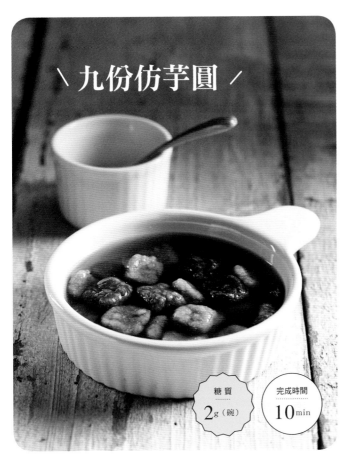

＼ 九份仿芋圓 ／

[仿芋圓材料] 2～3碗

- 加州杏仁粉 5大匙
- 洋車前子纖維粉 5大匙

[甜湯材料]

- 赤藻糖醇 2大匙
- 冷開水 200ml

[做 法]

1 加州杏仁粉、洋車前子纖維粉放入容器中拌勻。

2 放入適量的水拌勻（形成麵糰狀）。

3 用杓子取適量，揉捏一顆顆芋圓形狀。

4 冷開水煮沸後，加入赤藻糖醇，室溫放涼。吃前，才把芋圓放入湯裡食用。

糖質
2g（碗）

完成時間
10min

 小野 TIPS ·

◎ 我在台灣九份地區第一次吃九份芋圓 "Oyi"，覺得非常好吃。那個時候我還不知道自己有高血糖問題，現在很想念九份芋圓，但用芋頭、太白粉、地瓜粉、砂糖等，材料都是澱粉類和糖，對胰島素很少的人應該是應避免食用的甜點，因此我在自己的「廚房實驗室」試試做仿芋圓，結果有達到類似九份芋圓的口感，喜歡的吃芋圓可以嘗試製作。

◎ 仿芋圓材料加入艾草粉或抹茶粉，可以製成抹茶口味的芋圓，而加入甜菜粉可以做紅色的芋圓，色彩可以依據食材顏色任意做變化，自行調整口味。

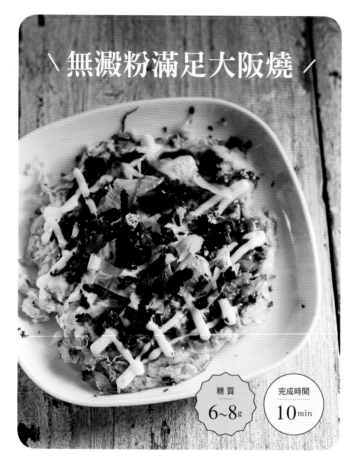

╲ 無澱粉滿足大阪燒 ╱

糖質 **6~8g**

完成時間 **10min**

[材料]

- 高麗菜 3～4片
- 雞蛋 1個
- 杏仁粉 3大匙
- 洋車前子纖維粉 2大匙
- 柴魚片 適量
- 青海苔粉 適量

[調味料]

- 自製醬油膏（P.154）適量
- 自製美乃滋（P.157）適量

[做法]

1 將高麗菜洗淨，切成細絲，放入容器中。

2 加入雞蛋、杏仁粉、洋車前子纖維粉、冷開水2大匙攪拌均勻。

3 取鍋加入椰子油加熱，放入**作法2**，以中火兩面煎熟，盛盤。

4 塗上醬油膏、美乃滋，撒上柴魚片、青海苔粉，即可享用。

 小野 TIPS ·····························

● 大阪燒在日本到處可以吃得到，也在家頻繁做的小吃，高麗菜煎菜餅(お好み焼きOkonomi-yaki)，在台灣稱為「大阪燒」。Okonomi是隨意挑選的意思，所以可以加自己喜歡的材料，如蝦仁、烏賊、培根等變化口味。一般的大阪燒是加入麵粉製作而成的，而限制糖質版則採用烘培杏仁粉、洋車前子纖維粉代替澱粉。

青海苔粉

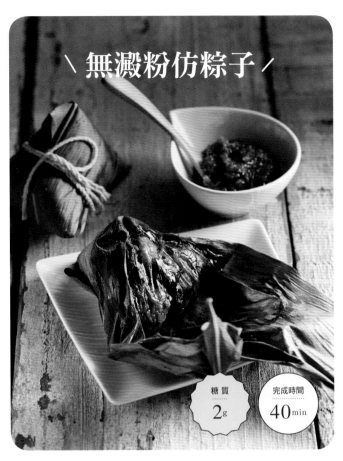

＼無澱粉仿粽子／

糖質 **2**g
完成時間 **40**min

[材料]

◆ 粽葉 2張
◆ 蒟蒻仿飯（P.174）3飯碗
◆ 紅蔥頭 4顆
◆ 小蝦米 1大匙
◆ 香菇絲 4朵
◆ 五花肉 60g
◆ 洋車前子纖維粉 適量
◆ 醬油 1大匙
◆ 五香粉 適量
◆ 白胡椒 適量

[做法]

1 粽葉用清水涮洗乾淨，擦乾水分，自然晾乾。

2 取炒鍋加入油加熱，放入紅蔥頭、小蝦米、香菇絲爆香，續入五花肉拌炒，加入全部的調味料拌炒均勻，即成餡料。

3 蒟蒻仿飯加入洋車前子纖維粉加入拌勻，等20～25分鐘左右，等到蒟蒻米黏成塊狀，即成仿油飯。

4 取一片粽葉，放入適量的仿油飯跟餡料，包成粽子狀，以中火蒸10分鐘，即成。

 小野 TIPS ....

◎ 不用糯米包粽子？聽起來彷彿像是在開玩笑似的？但在我的實驗室廚房真的是為了限制糖質的人改用蒟蒻仿飯包粽子，且外型與真正的粽子相同，口感也極為美味，限制糖質的人可以吃，相信他們一定會非常高興。

◎ 此道的餡料也可以採用臘腸、鹹鴨蛋、花生、栗子、冬菇、豬肉、素肉等替代。雖然栗子的糖質很高，但包一顆栗子還可以（一個栗子含4.5g糖質）。這種無澱粉的粽子不適合冷凍。

無澱粉鳳梨酥

糖質
1g（個）

完成時間
30+30min
（做＋烤）

[酥皮材料]

- 加州杏仁粉 150g
- 無鹽奶油（室溫）2大匙
- 赤藻糖醇 50g
- 雞蛋 1/2個

[餡料材料]

- 櫛瓜（中）1根
- 赤藻糖醇 50g
- 檸檬汁 1大匙
- 洋車前子纖維粉 3大匙
- 寒天絲（剪成1公分長）3大匙
- 薑黃粉 1/2小匙

[做 法]

1 全部的酥皮材料放入容器中攪拌均勻，即成生酥皮。

2 櫛瓜洗淨，削除外皮，切小塊，用水煮熟（或蒸熟），撈起。

3 待櫛瓜冷卻，擰乾水分，加入其他的餡料材料攪拌均勻，放涼，至少30分鐘。

4 將模型放在烘焙紙上面，取適量的生酥皮，平均放入模型的底部及側面。

5 再取適量的餡料放入中間，最後蓋上生酥皮，輕輕地壓平成鳳梨酥形狀，依序全部完成。

6 放入烤箱以160度烤約30～35分鐘，表面烤成金黃色，取出，放涼。

7 用薄的刀子弄側面，輕輕地從模型取出，即可享用。

 小野 TIPS ....

◉ 這是我在實驗廚房最滿意的創作，取用檸檬汁代替鳳梨的酸味、寒天絲當作鳳梨的纖維部分（所以不要泡水）、薑黃粉是代替鳳梨酥的黃色！剛研發製作還沒買到跟鳳梨酥合適的模型，所以我採用烘焙紙折成模型狀，後來買到小長方形和大正方形模型，用現成的模型製作仿鳳梨酥，外型極像真正的鳳梨酥，讓我感到十分開心，用愛心去製作的食物果然得到美好的成果。

◉ 用剩的餡料可以放冰箱冷凍保存，或者可以與蛋糕材料混合烤成鳳梨蛋糕又或者可以直接當成仿果醬，搭配麵包食用。

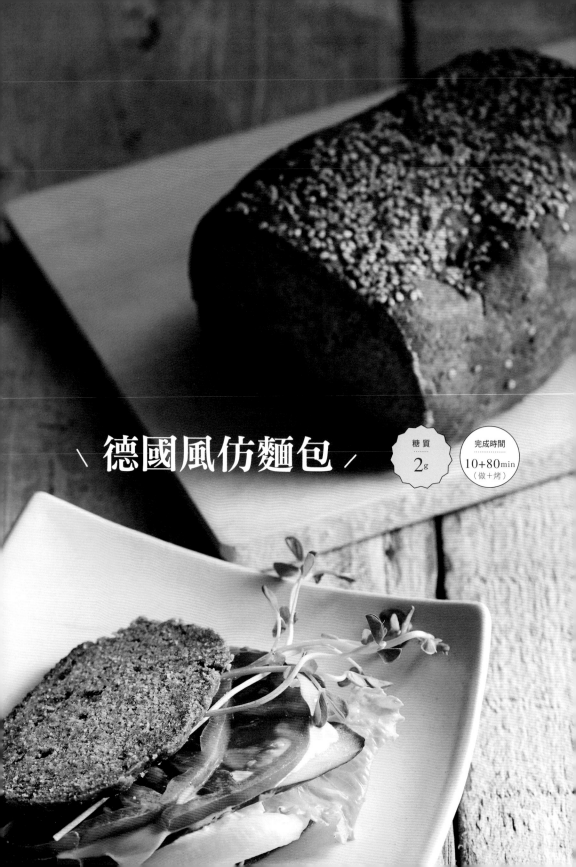

德國風仿麵包

糖質
2g

完成時間
10+80min
（做＋烤）

Part 4

減糖健康廚房

點心、蛋糕、餅乾

────

低糖點心

德國風仿麵包

[材　料]

- ◆ 加州杏仁粉 300g
- ◆ 洋車前子纖維粉 100g
- ◆ 堅果（南瓜子、白芝麻）適量
- ◆ 雞蛋 2個（或蛋白4個）
- ◆ 冷開水 350g
- ◆ 食用小蘇打粉 5g
- ◆ 鹽 1大匙
- ◆ 白醋 70g

[做 法]

1 將加州杏仁粉、洋車前子纖維粉、鹽放入容器中攪拌均勻，加入堅果再拌勻。

2 雞蛋、冷開水、白醋放入容器中，攪拌均勻。

3 戴上手套，將**作法1**和**作法2**混合，加入堅果，用手揉約3～5分鐘（麵團會越來越硬），結成一團，靜置30分鐘以上。

4 將小蘇打粉用細目網過濾，均勻撒在**作法3**上面，再揉1分鐘，不用模型，整成一個橢圓形（或兩個圓形），放在烘焙紙上。

5 移入烤箱以160度烤80分鐘，取出，即成。

 小野 TIPS ⋯⋯⋯⋯⋯⋯⋯⋯⋯⋯⋯⋯⋯⋯⋯⋯⋯⋯⋯⋯⋯⋯⋯⋯⋯

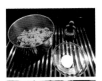
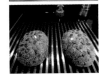

- ◉ 誰說麵包應該是白色的？主要材料是杏仁粉和洋車前子纖維粉，但是吃不出來。這個「仿麵包」也沒有麩質，所以麩質過敏的人也可以吃。

- ◉ 堅果部分可以改用切碎的黑橄欖、胡桃、葵花種子、亞麻仁種子等取代。如果想要比較類似典型德國黑麵包的味道，可以加上茴香籽（2大匙）。

- ◉ 不要將麵糰放入模型內造成沾黏，還有清洗用過的容器時，要小心！因為洋車前子纖維粉吸收水分後，手指和容器都會很黏，所以要戴塑膠手套操作避免沾黏。最好在清洗前，先用紙巾擦拭，盡量不要沖洗到排水管裡。

- ◉ 試試看 "Peanut butter& jelly sandwitch" 花生醬和藍莓醬的三明治！可以夾無糖花生醬或自製藍莓醬（詳見P.148）的三明治，可以代替甜食。

＼蒸的！仿吐司麵包／

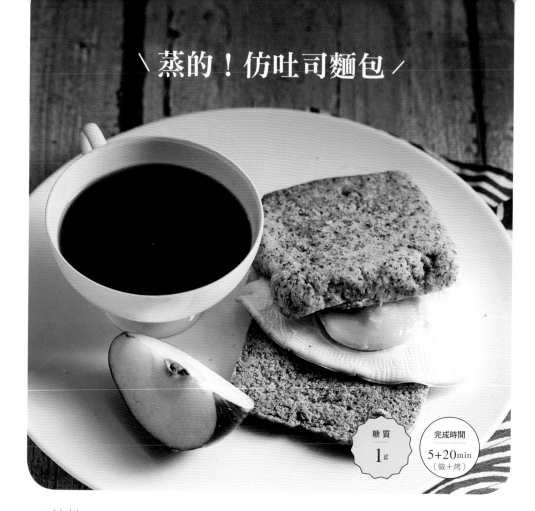

糖質
1g

完成時間
5+20min
（做＋烤）

[材料]

◆ 加州杏仁粉 100g ◆ 雞蛋 1個（或蛋白2個） ◆ 鹽 1小撮
◆ 亞麻仁粉 10g   ◆ 泡打粉 1小匙

[做法]

1 全部的材料放入容器中攪拌均勻，做成方形，直接放在烘焙紙上面。

2 放入蒸鍋以中火蒸約10分鐘左右，取出，放涼，再輕輕地切成薄片。

3 在吃之前，可放入烤箱烘烤，或改用平底鍋煎脆，即成。

小野 TIPS

● 此道可改用微波爐600W約3分鐘，小心裁切，因為容易裂開，而沒吃完
請放在冰箱冷藏。想念烤吐司的話，請試試看這道仿麵包食譜，塗蒜末
用橄欖油煎脆也很好吃！

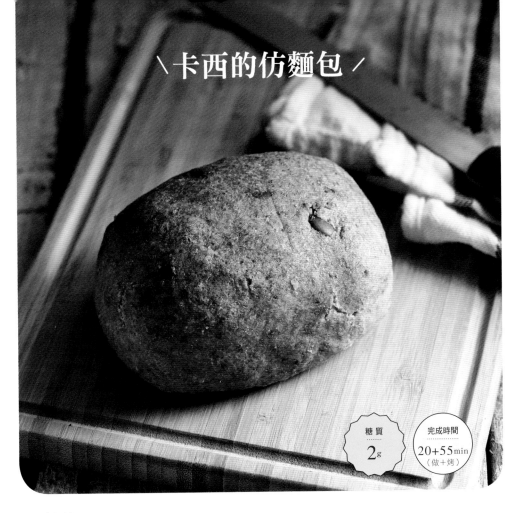

＼卡西的仿麵包／

Part 4

減糖健康廚房　點心、蛋糕、餅乾　｜　低糖點心　蒸的！仿吐司麵包／卡西的仿麵包

糖質
2g

完成時間
20＋55min
（做＋烤）

[材 料]

◆ 奇亞籽粉 50g（用電動磨機粉粹器2秒鐘兩次）
◆ 奶油起司 500g
◆ 加州杏仁粉 300g

◆ 無鋁泡打粉 1大匙
◆ 鹽 一小撮

[做 法]

1 將奇亞籽用電動磨機粉碎器2秒鐘3次，即成奇亞籽粉。

2 奇亞籽粉、奶油起司放入容器中，揉捏均勻，等約10分鐘。

3 加入杏仁粉、無鋁泡打粉、鹽攪拌均勻，用手揉成麵包型狀（不要用麵包模型）或幾個小麵包，放入烤箱以175度烤50～55分鐘，取出即成。

小野 TIPS

● 介紹給我這道食譜的德國朋友卡西，她說暑假前要減肥，便開始執行限制糖質飲食，結果一個月後，她需要重新買新牛仔褲，過了兩個月後，開心去買比基尼，還有驗血結果也都正常化了！

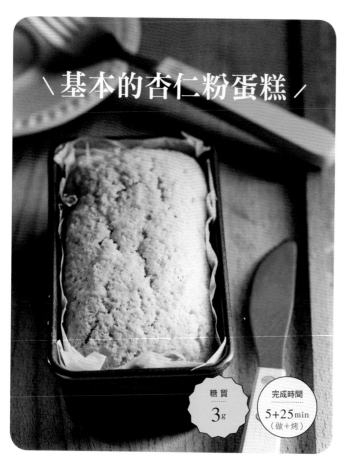

\ 基本的杏仁粉蛋糕 /

[材 料]
* 加州杏仁粉 80g
* 雞蛋 2個
* 赤藻糖醇 4～6大匙
* 天然香草精 少許

[做 法]

1 全部的材料放入調理鍋中，用打蛋器攪拌均勻。

2 將食用油塗抹模型的表層（或放烘焙紙），均勻倒入作法1。

3 以180度的烤箱烤25～30分鐘（或用蒸鍋蒸20分鐘），取出，即可享用。

糖質
3g

完成時間
5+25min
（做＋烤）

小野 TIPS ....

- 加州杏仁粉可以取代麵粉，加州杏仁粉的成分，五成是油脂，所以不必加油，但如果要提升香氣，可加入1大匙融化的奶油。如果你不吃蛋黃的話，只用蛋白，而剩下的蛋黃可製作天然面膜（1個蛋黃＋1大匙麵粉＋水）或跟洗髮精混合洗頭！家人可以吃蛋黃的話，做荷蘭調理醬（把2個蛋黃、檸檬汁、奶油、鹽放在容器邊攪拌邊用熱水均化）。

- 蛋糕取出放涼後，可用鮮奶、奶油起司、溶解的黑巧克力，搭配草莓片，幾顆藍莓，百香果等少量水果裝飾。此道若是沒有加入赤藻糖醇及香草精可以做仿麵包，只要再添加少許鹽、百里香等乾香料，或切細的洋芫荽也行。

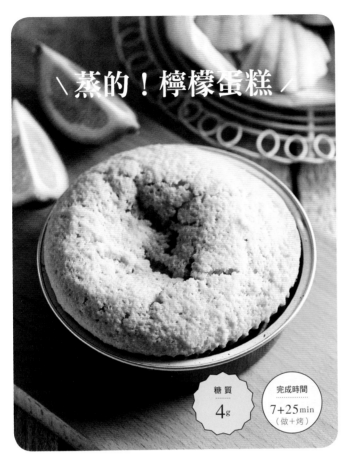

\蒸的！檸檬蛋糕/

[材料]

◆ 加州杏仁粉 80g
◆ 雞蛋 2個
◆ 赤藻糖醇 4〜6大匙
◆ 檸檬汁 1大匙
◆ 檸檬皮 少許

[做法]

1 將全部的材料放入調理鍋攪拌均勻。

2 容器內層表面塗抹少許的油，再倒入**作法1**。

3 以180度的烤箱烤25〜30分鐘（或以大火蒸15〜20分鐘），取出，即可食用。

糖質
4g

完成時間
7+25min
（做+烤）

小野 TIPS . . . .

◉ 我們常在西班牙的加那利諸島租下一棟別墅渡假。有一次租的別墅，廚房缺少近代設備，沒有微波爐、烤箱，連簡單的烤麵包機都沒有，還好我有從德國帶來的加州杏仁粉和赤藻糖醇，在院子裡看到果實磊磊的檸檬樹，所以決定做檸檬蛋糕，但這次只能蒸的，因為沒有蛋糕模型，所以用了一個大碗。蛋糕涼了，就把打發的鮮奶油在蛋糕上裝飾。最後再撒上檸檬皮碎屑，味道香又好吃！

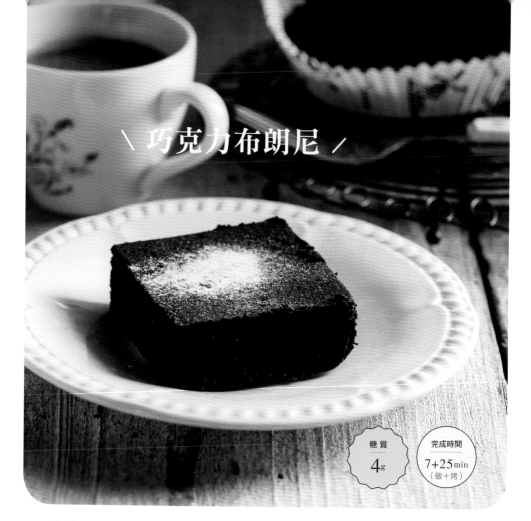

\ 巧克力布朗尼 /

糖質
4g

完成時間
7+25min
（做＋烤）

[材料]

◆ 加州杏仁粉 70g
◆ 雞蛋 2個
◆ 無糖可可粉 30g
◆ 赤藻糖醇 50g
◆ 肉桂粉 1/2小匙
◆ 蛋糕模型（約15公分×8公分）1個

[做法]

1 把全部的材料放入調理鍋攪拌均勻。

2 模型內層塗抹油，倒入作法1。

3 以180度烤25～35分鐘（或以中火蒸20分鐘）至熟（搖動容器，蛋糕不動就完成），取出，即可食用。

小野 TIPS ⋯⋯⋯⋯⋯⋯⋯⋯⋯⋯⋯⋯⋯⋯⋯⋯⋯⋯⋯⋯⋯⋯⋯⋯⋯

● 也可以用融化的巧克力（取可可85%以上的黑巧克力＋赤藻糖醇）做裝飾，呈現不同的口感變化。

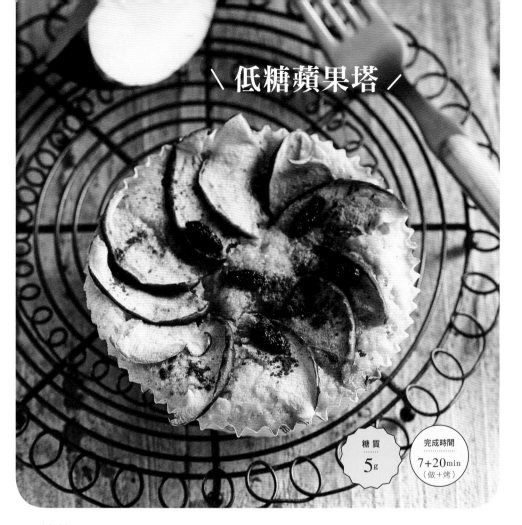

\ 低糖蘋果塔 /

糖質
5g

完成時間
7+20min
（做+烤）

[材 料]

• 加州杏仁粉 100g
• 雞蛋 2個
• 核桃 適量（選擇）
• 蘋果 約1/8個
• 赤藻糖醇 50g
• 肉桂粉 1/2小匙

[做 法]

1　加州杏仁粉、雞蛋放入容器中攪拌均勻，分別倒入模型裡面約八分滿。

2　蘋果切薄片、切細的核桃裝飾在蛋糕上面（也可以加幾顆枸杞）。

3　撒上肉桂粉、赤藻糖醇，移入烤箱以180度烤約20分鐘，取出，即成。

小野 TIPS

◉ 法式蘋果塔是先烤塔皮再加蘋果烤，但此道省略這個過程一起烤。請注意水果的用量。上面的蘋果薄片和肉桂的香味，雖然用量少，但會有香味而滿足。

225

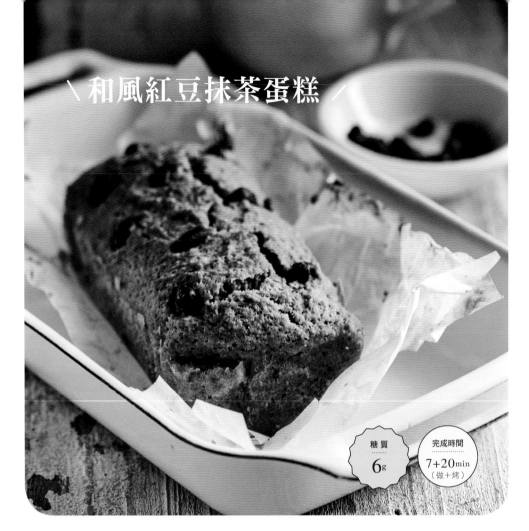

\ 和風紅豆抹茶蛋糕 /

糖質
6g

完成時間
7+20min
（做＋烤）

小野 TIPS ....

⬤ 日本傳統的甜點大部分是糯米粉、砂糖和紅豆做的，每一種材料的糖質都
很高。和風紅豆抹茶蛋糕，不用糯米粉和砂糖做的和果子（wagashi）也會
好吃，細心地泡杯日本綠茶，一邊吃甜點一邊享受綠茶，短暫休息享受一
下幸福的時光！

[材料]

- 加州杏仁粉 80g
- 雞蛋 2個
- 綠茶粉 1大匙
- 自製紅豆餡 適量
- 赤藻糖醇 4～6大匙

[做法]

1　加州杏仁粉、雞蛋、綠茶粉、赤藻糖醇放入調理鍋中，用打蛋器攪拌均勻。

2　取少許的食用油塗抹模型的表層（或放烘焙紙），均勻倒入**作法1**，再放入紅豆餡。

3　以180度的烤箱烤20分鐘（或以中火蒸20分鐘），取出，即可享用。

糖質：4g
完成時間：5分鐘

常備低糖紅豆餡

一次煮 100g 紅豆，冷凍常備

[材料]

- 紅豆 100g（不必先浸水）
- 赤藻糖醇 100g

[做法]

紅豆洗淨，加入1公升水，以大火加熱，等紅豆大致熟，瀝乾水分，加入滿水，以中火再煮至水分收乾，加入赤藻糖醇拌勻，即成。

 小野 TIPS ....

◎ 煮好紅豆可分裝成10份（每份有4g糖質），或用製冰盒分裝冷凍，有利於計算每份的糖質含量。

◎ 分裝好的紅豆可以用來做和果子、紅豆牛奶冰等，或烤或蒸蛋糕時，把冷凍紅豆小塊直接埋入做成紅豆餡抹茶蛋糕。

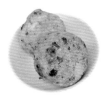

▲一個糖質4g。

超簡單起司蛋糕

糖質
2g

完成時間
7+50min
（做＋烤）

[材料]
- 奶油起司（1盒250g）2盒
- 雞蛋 2個
- 削薄的檸檬皮 少許
- 赤藻糖醇 80g
- 天然香草精 少許

[做法]

1 全部的材料放入調理鍋中，用打蛋器攪拌均勻。

2 將烘焙紙放進模型裡，然後倒入**作法**1。

3 放入烤箱以180度烤50分至1個小時（如果是小烤箱，大約烤40分注意觀察表面顏色，避免烤焦），至熟（用牙籤叉叉看是否烤熟），取出後，放入冰箱冷藏，方便隨時取出，即可享用。

 小野 TIPS ··································

- 準備只要三分鐘，可以做真正的起司蛋糕。自製起司蛋糕味道很濃，冷藏第2天或第3天更好吃。我把作法分享給朋友們，每個朋友都很高興的說：「沒想到這麼簡單，又那麼好吃！」

- 一般起司蛋糕先把餅乾屑放在蛋糕模型裡，但我省略這個部分，這樣省時間和糖分。

- 可以加入2～3大匙藍莓、草莓、百香果等糖質較低的水果。加水果後輕輕地攪拌，或者把水果放在烤好的起司蛋糕上。如果水果含太多水分的話，先用1小匙關華豆膠勾芡。

- 也可以改用蒸，先以中火蒸15分鐘之後，以小火繼續蒸20分鐘。

〈 **常備檸檬皮** 〉

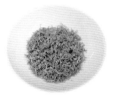

乾的檸檬皮，加入蛋糕或餅乾調味很香。乾的檸檬皮與鹽混合，可做成檸檬鹽。如果取一堆有機檸檬時，削檸檬皮曬乾可做檸檬粉。濕度太高，不容易曬乾的話，可改用100度烤箱20～30分鐘烘乾，或改用微波爐以500瓦1分鐘，還沒乾的話，再30秒鐘。

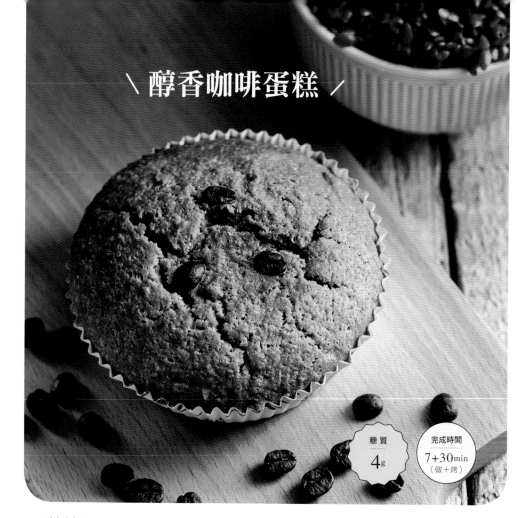

＼ 醇香咖啡蛋糕 ／

糖質
4g

完成時間
7+30min
（做＋烤）

[材 料]

- 加州杏仁粉 80g
- 雞蛋 2個
- 赤藻糖醇4～6大匙
- 即溶咖啡粉 2大匙
- 溫水 1小匙

[做 法]

1 將無糖即溶咖啡粉放入杯中，倒入溫水攪拌均勻。

2 加州杏仁粉、雞蛋、**作法1**放入調理鍋中，用打蛋器攪拌均勻。

3 將食用油塗抹模型的表層（或放烘焙紙），均勻倒入**作法2**。

4 以180度的烤箱烤25～30分鐘（或以中火蒸20分鐘），取出，放涼。

小野 TIPS ·

● 對咖啡因敏感的人就用無咖啡因，也可以加核桃、杏仁果等堅果類一起
  烘焙，增添醇香咖啡蛋糕的風味。

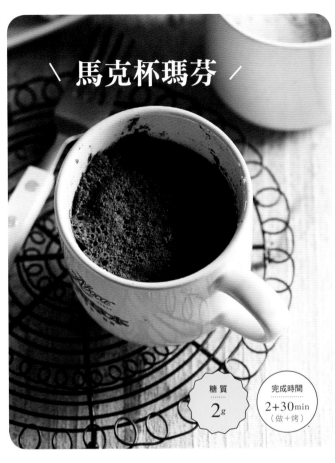

馬克杯瑪芬

[材 料]

- 雞蛋 1顆
- 加州杏仁粉 5大匙
- 橄欖油 1小匙
- 赤藻糖醇 1～2大匙
- 可可粉1大匙（選擇）

[做 法]

1 將所有的材料放入馬克杯，攪拌成黏糊狀（如果用大粒雞蛋1個，生麵團會較稀，可再加入少許杏仁粉。）

2 放入微波爐以600瓦蒸1分30秒鐘（烤箱以上下火180度，烤20分鐘），取出，即可食用。

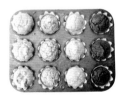

糖質
2g

完成時間
2+30min
（做＋烤）

 小野 TIPS ·····

◎ 用不用微波爐的問題有贊成與否。限制糖質飲食的人用微波爐的好處是，想吃的時候，馬上就可以吃到低糖蛋糕或瑪芬。我到國外旅行會帶上杏仁粉，挑選有微波爐設置的旅館，並在當地買其他的材料和最便宜的馬克杯做瑪芬，而用過的馬克杯會成為一件旅行的小紀念品。

◎ 這道瑪芬食譜的材料量是「馬馬虎虎」就好。生麵團有點軟或者有點硬，也不會失敗！我做馬克杯仿麵包時，真的馬馬虎虎，也不測量用量，一直根據目測放入材料，有的時候較口感硬，有的時候口感較軟，不管用什麼粉。

◎ 製作甜瑪芬，除了放入可可粉以外，可加入其他的材料，例如：抹茶粉、椰子薄片、檸檬汁、切碎的堅果，或是取一點點的水果等，依個人的喜好可以變化各種好吃的口味。

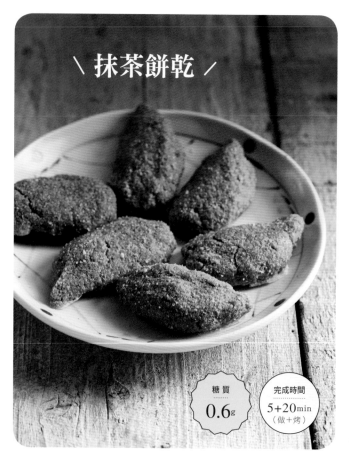

＼ 抹茶餅乾 ／

糖質
0.6g

完成時間
5+20min
（做＋烤）

小野 TIPS ·············

◉ 此配方扣除抹茶粉即是基礎的低糖杏仁餅乾，添加綠茶粉的味道比杏仁粉的味道要濃郁，此外，也可以將椰子油改用室溫軟化的無鹽奶油。

◉ 此道只要三個程序，將材料混合、塑形、烤而已，做過很多次之後，不需要計量材料，你的手指會「學習」哪一個材料約多少用量。如果小時候喜歡玩黏土的話（或者海邊沙灘玩過沙土），你可能會覺得，做這個配方的餅乾也差不多一樣簡單而好玩！

[材 料] 成品約12個

◆ 加州杏仁粉 100g
◆ 綠茶粉 1大匙
◆ 椰子油（或植物油）
　4～5大匙
◆ 赤藻糖醇 50g

[做 法]

1 把杏仁粉、綠茶粉、赤藻糖醇放入容器中混合均勻。

2 加入椰子油攪拌均勻，揉捏似黏土狀（太濕的話，再加入杏仁粉調整，太乾，再加入一點點椰子油）。

3 嚐一嚐甜度怎麼樣，甜度不夠的話，再加入赤藻糖醇（這個原料都是沒烤也可以吃的。）

4 用手取適量塑形（依自己喜歡的大小和形狀），放在烘焙紙上，依序全部完成。

5 移入烤箱以140度烤約15～20分鐘，取出，放涼再移動（餅乾還熱時容易破壞，不要碰，放涼後口感就會脆），即可享用。

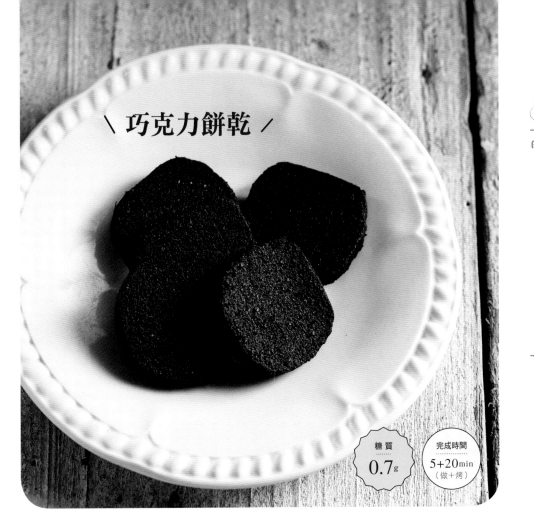

\ 巧克力餅乾 /

糖質
0.7g

完成時間
5+20min
（做＋烤）

[材 料]

- 杏仁粉 100g
- 無糖可可粉 3大匙
- 椰子油（或軟化無鹽奶油）5～6大匙
- 赤藻糖醇 50g
- 天然香草精 少許

[做 法]

1　杏仁粉、可可粉、赤藻糖醇、天然香草精放入容器中，混合均勻。

2　加入椰子油攪拌均勻，揉捏似黏土狀（太濕的話，再加入杏仁粉調整，太乾，再加入椰子油1大匙）。

3　手握塑形，輕輕地放在烘焙紙上，放入烤箱以140度烤15～20分鐘，放涼再移動（餅乾還熱時容易破壞，不要碰，放涼後口感就會脆），即可享用。

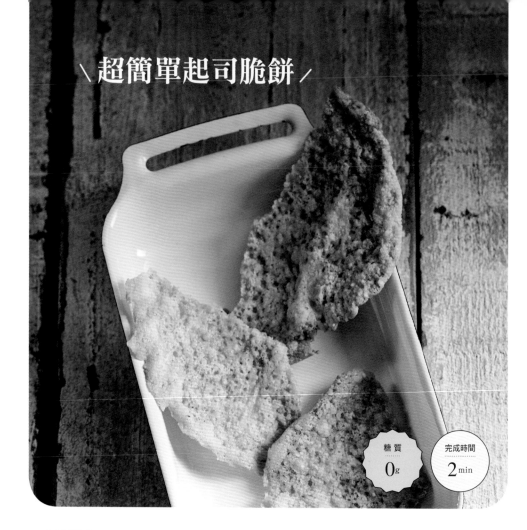

超簡單起司脆餅

糖質 0g

完成時間 2min

[材料]

◆ 帕瑪森起司粉 適量

[做法]

1 將帕瑪森起司粉用湯匙放在不沾鍋,輕輕地壓(起司粉不要太厚,不必完全填空隙)。

2 以小火開始煎,等起司粉開始融化,旁邊開始一點點焦了,翻過來,再煎5〜10秒鐘,即可食用。

小野 TIPS ···

● 鹹酥的起司脆餅最適合當下午茶或是聚會點心,剛做好時口感酥脆,用乾燥劑可以保存兩三天,但最好還是在受潮前儘快吃掉。

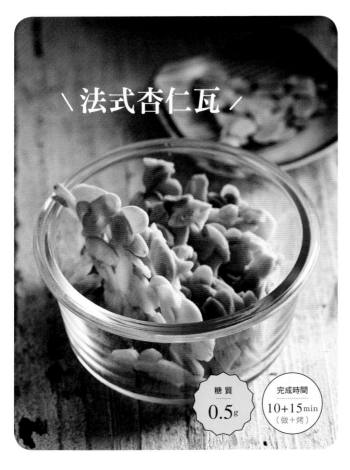

\ 法式杏仁瓦 /

糖質
0.5g

完成時間
10+15min
（做＋烤）

[材 料]
• 杏仁薄片 100g
• 赤藻糖醇 5～6大匙

[做 法]

1 杏仁薄片、赤藻糖醇
放在容器中拌勻，用
噴水器噴少許的水產
生黏性。

2 烤盤放一張烘焙紙，
放入作法 1 用飯匙攤
平（形成一張大薄片
狀或幾張小薄片）。

3 移入烤箱以160度烤
12～15分鐘（等待瓦
片的周邊產生一點淡
茶色），可以從烤箱
取出（沒有變硬，不
要碰到）。

4 等待約15分鐘（杏仁
瓦溫度冷卻，口感變
脆），才可以分割小
塊狀，即成。

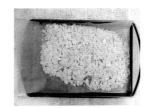
▲剛取出烤好的杏仁瓦。

小野 TIPS ....

◉ 這是明顯的法國餅乾 "la tuile aux amande"（杏
仁瓦）！需要的材料很單純，就是杏仁薄片和
糖。為了限制糖質飲食，用赤藻糖醇代替砂糖而
已。只為了做杏仁瓦，把杏仁薄片要均勻地弄
濕。我付2歐元買了一個法式杏仁瓦片專用的小噴
霧器。

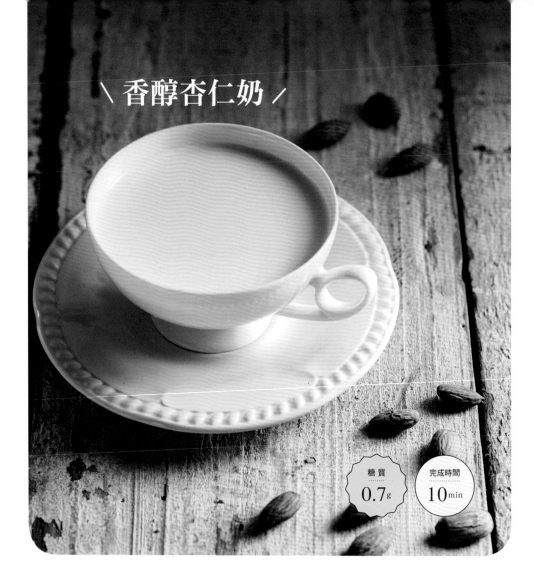

＼ 香醇杏仁奶 ／

糖質
0.7g

完成時間
10min

小野 TIPS ···

- 如果要縮短製作時間，可以將生的杏仁果浸泡在熱水裡1個小時，製作完成的杏仁奶（可烹調濃湯、印度咖哩、泰國咖哩等），如果要存放在冰箱冷藏保存2天，建議先加熱煮到滾，放涼，再放冰箱。

- 過濾後的杏仁渣很好用，可以做蛋糕（跟雞蛋、油和赤藻糖醇攪拌，烤）、軟餅乾（跟油和赤藻糖醇攪拌、烤），或直接放入烤箱以130度烤約1個小時，可以做杏仁渣粉。

[材料] 生杏仁果 100g

[做法]

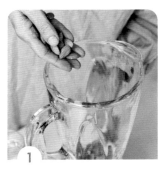

1 將加州杏仁果加水浸泡 12 個小時，用冷開水沖淨，再放入果汁機裡。

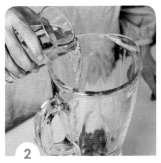

2 倒入冷開水（用水的分量可以調節濃度），加蓋。

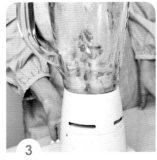

3 用高速攪打杏仁果。

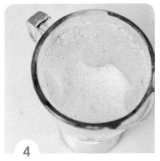

4 將杏仁果攪打成牛奶狀。

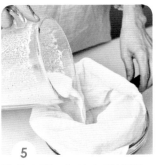

5 準備容器，先放上過濾網，再擺入過濾袋，倒入杏仁果漿。

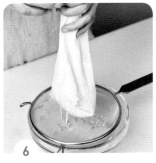

6 單手由上往下擠杏仁果漿。

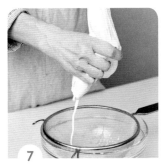

7 將杏仁果漿擠乾水分。

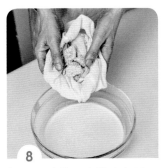

8 打開過濾袋，清除杏仁渣。

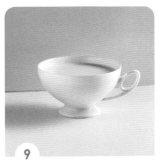

9 倒入杯中，即可享用。

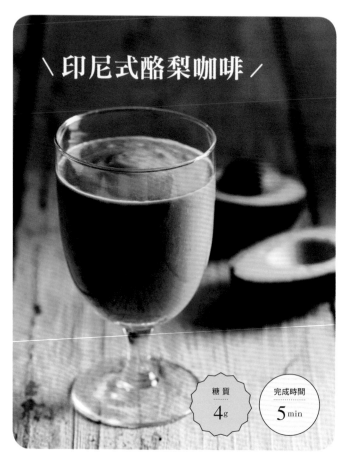

＼印尼式酪梨咖啡／

[材料] 2杯份

• 即溶咖啡粉 4小匙
• 熱開水 2大匙
• 豆漿（或自製杏仁奶P.236） 400cc
• 熟的酪梨 1顆
• 赤藻糖醇 2～3大匙

[做法]

1 將咖啡粉、熱開水、赤藻糖醇放入容器中，攪拌均勻。

2 酪梨洗淨，切開，用湯匙舀出酪梨果肉。

3 全部的材料倒入容器，用手持攪拌棒攪打均勻，倒入杯中，放入冰塊，即可飲用。

糖質 4g

完成時間 5 min

 小野 TIPS ....

● 「把酪梨和咖啡加在一起？」我的台灣朋友好像有點懷疑！這是正港的印尼飲料！在印尼是取用酪梨、牛奶、即溶咖啡粉和砂糖做的，但限制糖質飲食的人改用酪梨、豆漿（或杏仁奶）、即溶咖啡粉及赤藻糖醇材料製作。

● 一提到限制糖質飲食就少不了酪梨，因為它的糖質含量少，而且維生素E豐富，還含有益健康的單元不飽和脂肪酸，因此被稱為「森林中的奶油」，曾被金氏世界紀錄評列為世界上營養價值最高的水果，口感滑溜，散發胡桃與奶油的乳香味。

● 酪梨通常需要4～5天熟成，尚未熟成是青綠色（不可以放在冰箱），放置室溫1～2天後果肉有點彈性，又有點軟的半熟成最好吃（如果要催熟可放入紙袋，加入香蕉或蘋果釋放乙烯加速熟成的速度）。酪梨成熟的果肉可以冷凍，常備酪梨凍取出可做酪梨咖啡、思慕昔，很方便。

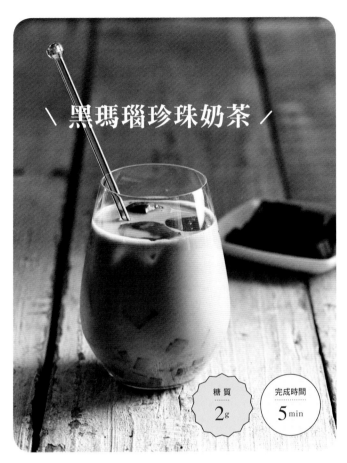

＼黑瑪瑙珍珠奶茶／

[材 料]

◆ 黑咖啡 200cc
◆ 寒天粉 2g（1小匙）
◆ 冰紅茶 200cc
◆ 冰無糖豆漿（或香醇杏仁奶）300cc
◆ 赤藻糖醇 適量

[做 法]

1　黑咖啡、寒天粉放入容器中攪拌，以中小火邊攪拌邊煮滾，放入冰箱冷藏至凝固，即成「黑瑪瑙」。

2　取冰紅茶、冰豆漿、攪拌均勻，加入切小塊的黑瑪瑙、赤藻糖醇（調整甜度），即可飲用。

糖質 2g

完成時間 5min

小野 TIPS ⋯⋯⋯⋯⋯⋯⋯⋯⋯⋯⋯⋯⋯⋯⋯⋯⋯⋯⋯⋯⋯⋯⋯⋯⋯⋯⋯⋯⋯

● 台灣超人氣的「珍珠奶茶」飲料，在很多國家受到廣大的歡迎，可是限制糖質飲食的人不能喝，因為珍珠的主要成分為澱粉、奶茶含砂糖，糖質相當高。我在自己的減糖實驗廚房，研發「黑瑪瑙」取代「珍珠」，將鮮奶用「冰豆漿」取代，讓限制糖質飲食的人在家同樣也能自行製作超人氣的香甜美味飲品。

● 「黑瑪瑙」是取咖啡液＋赤藻糖醇做成的，也有另一種做法就是利用寒天粉加水煮成透明的寒天凍，切成小塊，加入奶茶稱為「水晶奶茶」。

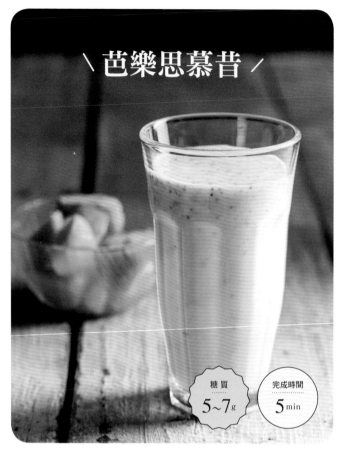

\ 芭樂思慕昔 /

糖質
5~7g

完成時間
5min

[材料]
- 冷凍芭樂 70～100g
- 自製杏仁奶（或無糖豆漿）300g
- 奇亞籽 1大匙

[調味料]
- 赤藻糖醇 1～2大匙

[做法]
1 奇亞籽加水30g浸泡5分鐘。
2 將全部的材料放入容器中，用手持攪拌機（或果汁機）攪拌均勻，（甜味不足，可以加2～3滴甜菊糖液），即可飲用。

小野 TIPS ．．

◉ 芭樂是糖質較低的水果，100g中的糖質是5g左右。限制糖質的人應選擇不太熟芭樂的甜度不要太高較佳，買回家之後，洗淨分切小塊冷凍。

◉ 自製杏仁奶或自製無糖豆漿，如果味道很濃的話（越濃糖質也越高），可加入少許的冷開水稀釋，但不要把味道弄淡！

◉ 奇亞籽可一次多量製作，放冰箱冷藏2天，口感較滑嫩，搭配優酪當早餐或椰奶、赤藻糖醇當減糖美味點心。

▲奇亞籽是維持腸道健康的好食材。

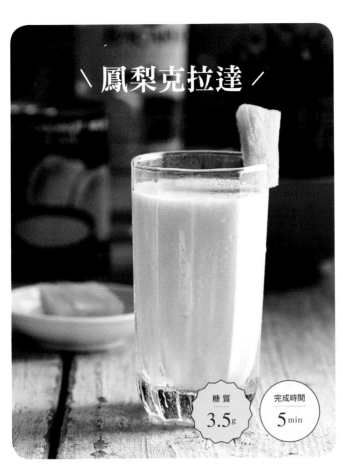

＼鳳梨克拉達／

糖質 **3.5**g

完成時間 **5**min

[材 料] 2杯量

- 鳳梨（切碎）50g
- 椰奶 100ml
- 冷開水 50ml
- 白蘭姆酒 2〜3大匙
- 大冰塊 適量
- 赤藻糖醇（細粉狀）
  2大匙
- 大冰塊 適量

[做 法]

1 鳳梨、椰奶、冷開水、赤藻糖醇、白蘭姆酒放入容器。

2 用手持攪拌棒（或果汁機）攪打均勻，倒入玻璃杯，放入冰塊，即可飲用。

 小野 TIPS ....

- 這是在波多黎各的一個調酒師發明的，用蘭姆酒、鳳梨調製的雞尾酒"克拉達"（Pina Colada），在70年代的美國開始流行，而真正的鳳梨克拉達是在shaker杯內，放入大冰塊、白蘭姆酒30ml、椰奶45ml、鳳梨汁80ml混合搖勻而成的，但我為了要讓愛喝酒的朋友們開心，特別研發減糖的鳳梨克拉達，在玻璃杯裡放入碎冰塊，將做好的鳳梨克拉達，往玻璃杯裡斟上，融合著水果及椰奶的香氣，適合三五好友們聚會時品嚐的飲品。

- 不會喝酒，又要控制血糖的人，又以後要開車子的客人，要喝"安全低糖版"！鳳梨的糖質很高，所以用的量限制到最小限度。

- 建議採買七八分熟的鳳梨，甜度較低，然後切成小塊分裝，放冷凍慢慢用，如果要增加此道的甜味，可以加入赤藻糖醇補甜度。

\ 零糖莫希托 /

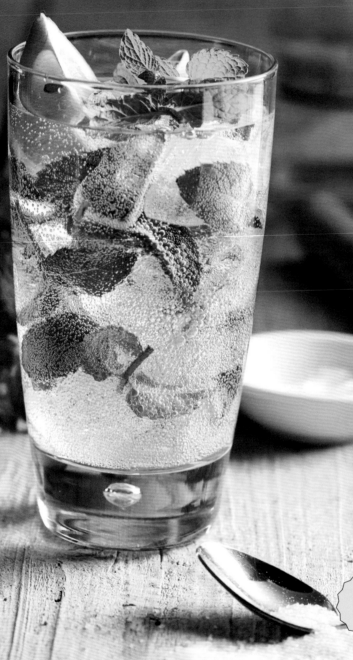

糖質
0g

完成時間
3min

[材 料]

- ◆ 無糖蘇打水 300cc
- ◆ 薄荷葉 10～15片
- ◆ 萊姆 1/4顆
- ◆ 赤藻糖醇 適量
- ◆ 白蘭姆酒 1～3大匙
- ◆ 冰塊 適量

[做 法]

1 將萊姆切小塊。

2 將新鮮的薄荷葉、萊姆放入玻璃杯，

3 用桿麵棍輕輕地敲碎（不要用大力），有散發出薄荷、萊姆的香味就好。

4 加入冰鎮的蘇打水、白蘭姆酒、赤藻糖醇攪拌，放入冰塊，即可飲用。

 小野 TIPS ....

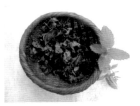

◎ 莫希托是用白蘭姆酒調的古巴雞尾酒，因為蘭姆的糖質是0g，所以用赤藻糖醇的話，是限制糖質飲食的人也可以喝的雞尾酒。如果沒有萊姆可改用檸檬，但是香氣會有差異。

◎ 當然也可以不用酒！天氣熱的時候喝冰的莫希托，可以潤嗓子。夏天我特別為了要做莫希托，在露台的花盆中種了薄荷，要喝時順便採摘幾片薄荷葉，炎熱的氣候每天下午喝無酒精的莫希托。

◎ 薄荷草的生命力很強，我四年前在外面的花盆裡種的薄荷草，雖然冬天裡都不見了，但根還活著的樣子。春天到了，綠色的葉子就長出來了。莫希托用過的薄荷葉？不要丟掉，可以用熱水沖泡茶飲，或曬乾做薄荷茶葉！

基本的低糖巧克力

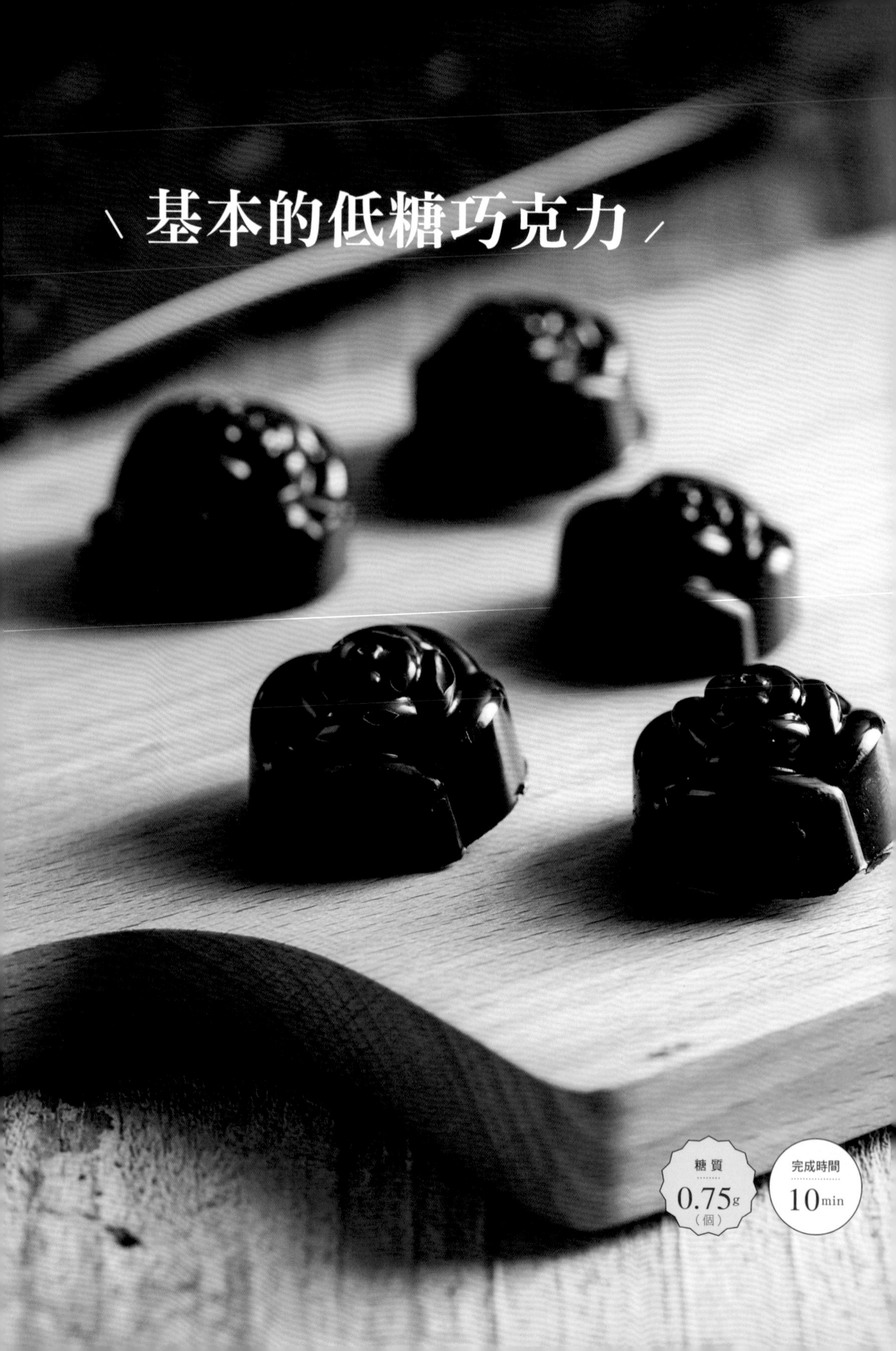

糖質
0.75g
（個）

完成時間
10min

[材 料]

◆ 黑巧克力 100g
◆ 赤藻糖醇（細粉狀）30～50g

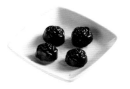

[做 法]

1 取中型鍋子，加入半鍋的水燒熱。

2 將黑巧克力切碎、赤藻糖醇放在小鍋子裡，再將小鍋放入中鍋攪拌（巧克力不可以直接在火上加熱）至溶解成液體狀。

3 倒入矽膠模型，移入冰箱冰藏等待凝固，取出、脫模，即可食用。

 小野 TIPS ••

◎ 巧克力的可可豆在很古老以前是一種藥，本來是抗氧化健康食品，最近它的健康面好處得到醫學界的肯定。不過，一般市售的巧克力含很多糖分，限制糖質飲食的人應該注意糖分含量。坊間有賣可可的比例高的黑巧克力（例如70%、85%、92%、95%、99%）。可可含量85%以上的巧克力，不吃過量的話，在可以容許的範圍。99%巧克力的糖質量是7.4g/100g，一次限吃一兩顆。

◎ 99%和無糖巧克力很苦澀，不過，把它溶解後，加入赤藻糖醇，可以做好吃的低糖巧克力。在這裡要介紹的巧克力的食譜，是用92～99%可可含量的黑巧克力+赤藻糖醇的低糖巧克力。

◎ 巧克力藻矽膠模型裡還沒有凝固時，可以埋入自己喜歡的內餡，例如赤藻糖醇混合的花生醬，或用蘭姆酒醃漬櫻桃（去核），或椰子丸子（椰子薄片＋少量椰子油＋赤藻糖醇）等內餡變化各種創意的滋味。喜歡喝酒的人愛吃了櫻桃巧克力，但食用後不能開車哦！

◎ 櫻桃季節來了，我一定會買兩三公斤酸櫻桃和兩瓶黑蘭姆酒，醃製櫻桃，等三個月後就可以開始利用：

1. 把蘭姆櫻桃放在巧克力松露模型裡，放入溶解的低糖黑巧克力，黑巧克力和蘭姆櫻桃很適合，且蘭姆酒沒有糖質。

2. 在我的減糖實驗廚房研發了無糖的超人氣雞尾酒：取適量醃漬過櫻桃蘭姆酒，倒入無糖氣泡水及冰塊混合，可以製作夢幻的粉紅色雞尾酒，含有櫻桃清新的香味，引領你進入微醺的幸福時刻。

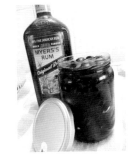

▲ 用蘭姆酒醃漬的櫻桃。

245

＼堅果巧克力／

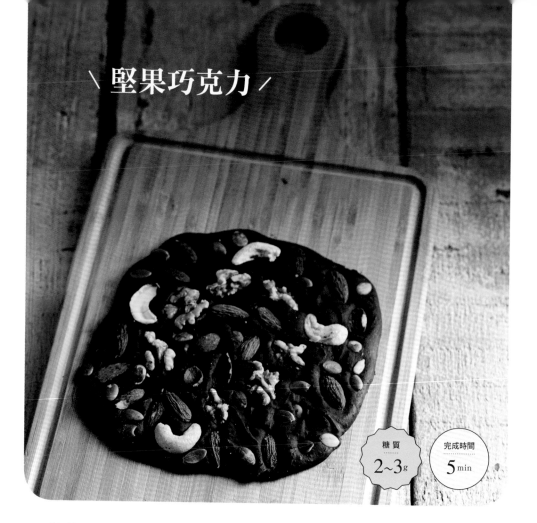

糖質
2～3g

完成時間
5min

[材料]

- 黑巧克力（92～99％可可含量）100g
- 各種堅果（烤的杏仁果、核桃、巴西果、南瓜子、松子等）適量
- 赤藻糖醇 50g（甜度請自己調整）

[做法]

1 黑巧克力、赤藻糖醇完全溶解後（隔水加熱），順便加入適量堅果。

2 倒入平底的烘焙紙上，放冰箱凝固，即可取出食用，但建議未吃完請放在冰箱裡保存。

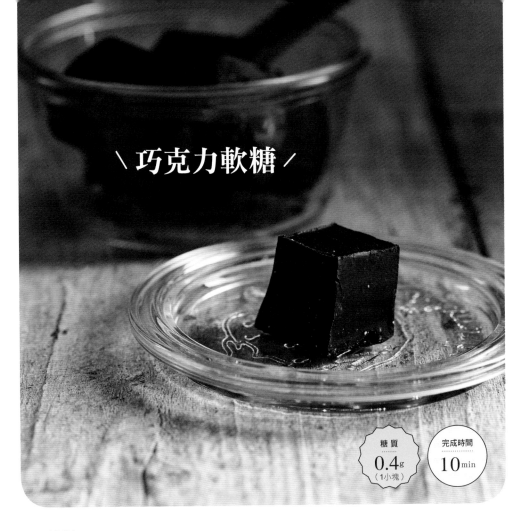

\ 巧克力軟糖 /

糖 質
0.4g
（1小塊）

完成時間
10min

[材 料]

- 黑巧克力（92%～99%可可含量）100g
- 赤藻糖醇（細粉狀）3大匙（調整自己喜歡的甜度）
- 椰子油 3大匙
- 天然香草精 1小撮
- 無糖可可粉 適量

[做 法]

1 將黑巧克力、赤藻糖醇、天然香草精、椰子油放入小型鍋，取中型鍋加入半鍋水加熱，放入小型鍋，一邊攪拌至完全溶解（隔水加熱）。

2 輕輕地倒入烘焙紙（正方形或長方形型）模型裡。

3 移入冰箱凝固，取出，食用前放室溫等到半小時較軟時，切小塊，撒上無糖可可粉（放入過濾網），即可食用。

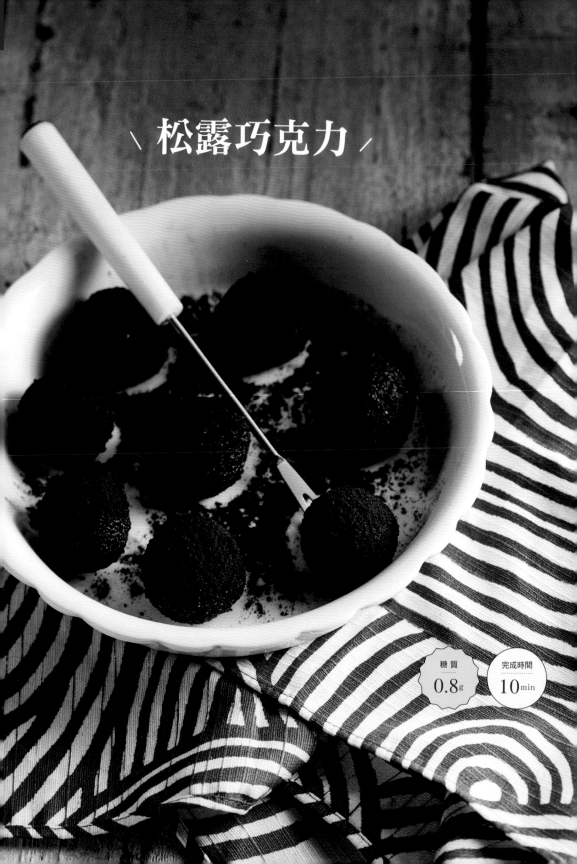

松露巧克力

糖質 0.8g

完成時間 10min

[材 料] 12個份
- 加州杏仁粉 100g
- 無糖可可粉 50g
- 赤藻糖醇（細粉狀）50g
- 冷壓油 3～4大匙
- 香草精、蘭姆酒 2小匙

[做 法]

1 將加州杏仁粉、無糖可可粉、赤藻糖醇、香草精、蘭姆酒放入容器中攪拌均勻。

2 將冷壓油一點點加入並一邊攪拌。

3 取適量做成「仿松露巧克力」的形狀（如果稠度不夠可加少許杏仁粉調整），放在烘焙紙上面，表面均勻覆蓋一層可可粉，依序全部完成，即成。

 小野 TIPS ....

- 在德國、法國、比利時等國家的傳統巧克力歷史相當悠久，甚至也有販售巧克力專門店，松露巧克力有著喚醒味蕾的魅力，讓人看著口水直流，雖然市售的高糖巧加克力不能吃，那麼我們可以自己動手製作減糖的松露巧克力！

- 傳統的松露巧克力外表沾滿了可可粉，類似沾上沙土的松露，充滿了幸福的滋味，此外，亦可改用材料變化口味，如：沾椰子肉薄片、無糖的花生粉、堅果碎等。

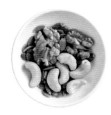

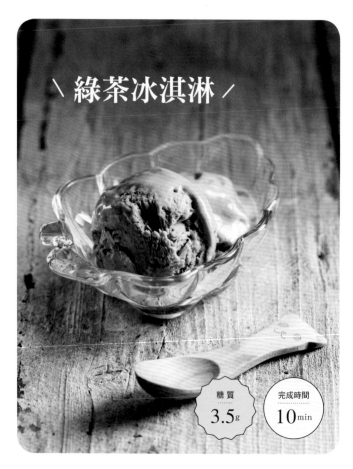

\ 綠茶冰淇淋 /

糖質 3.5g

完成時間 10min

[材料] 2人份

◆ 鮮奶油（乳脂肪至少30%）
  200cc
◆ 綠茶粉 1大匙
◆ 天然香草精 少許
◆ 赤藻糖醇 30g～50g

[做法]

1 用打蛋器把鮮奶油攪打到
  有泡沫，加入赤藻糖醇、
  天然香草精、綠茶粉攪拌
  均勻。

2 移入冰箱冷凍1～2個小
  時後，再拿出來用叉子攪
  拌，每20分鐘重覆3次，
  即成。

 小野 TIPS ....

● 自製冰淇淋，營養價值很高！一般的冰淇淋都是高糖食物。限制糖質的人要吃冰
  淇淋的話，只好在家自己做。如果你經常愛吃冰淇淋的話，可以買高級電動冰淇
  淋機，因為可以放入鮮奶油、細粉狀的赤藻糖醇、喜歡的材料（如少量水果、可
  可粉等），毫不費力可以做出滑順的低糖冰淇淋。

● 使冰淇淋含有越多空氣，口感越滑潤。即使是用手工製作也行，但為了使冰淇淋
  含有空氣，每個小時從冷凍室拿起來攪拌攪拌（可以鍛鍊上臂肌肉！）。如果
  冰淇淋在冷凍室很久，凍得太硬的話，放入微波爐最方便（以600w，一小碗15
  秒），或者放室溫等一下！

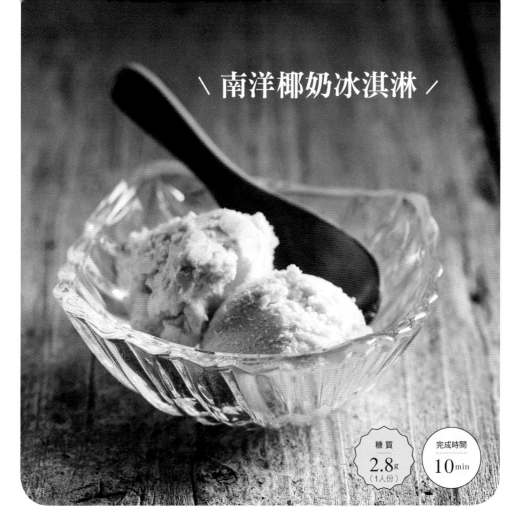

南洋椰奶冰淇淋

糖質
2.8g
（1人份）

完成時間
10min

[材料]

- 鮮奶油 100g
- 椰奶 100g
- 赤藻糖醇 50〜60g

[做法]

1 用打蛋器把鮮奶油攪打至有泡沫，放入不銹鋼便當盒，加入赤藻糖醇和椰奶拌勻。

2 放入冰箱冷凍1個小時後，再拿出來用叉子攪拌，每小時重覆3次。

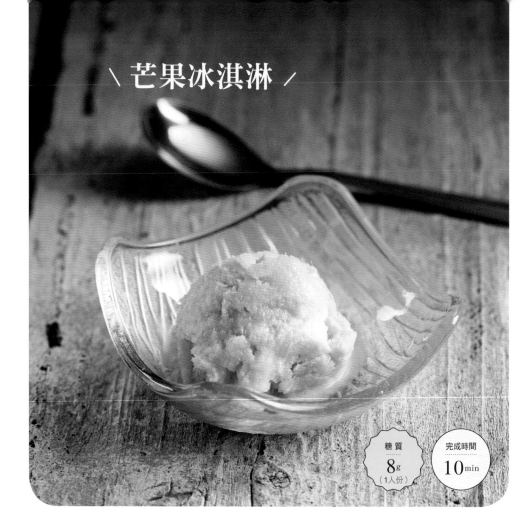

＼ 芒果冰淇淋 ／

糖質	完成時間
8g (1人份)	10min

[材 料]

- 鮮奶油 100g ・ 赤藻糖醇 30g〜40g
- 芒果 100g

[做 法]

1 用打蛋器把鮮奶油攪打至有泡沫。取芒果50g用手持攪拌棒攪拌，即成芒果泥，再加入鮮奶油泡沫、赤藻糖醇攪拌均勻。

2 放入芒果50g切細，放冰箱冷凍1個小時後，再拿出來用叉子攪拌，每20分鐘重覆3次，即可享用。

小野 TIPS

● 芒果是高糖質的水果，每100g含有糖質18g，建議限限制糖質的人要克制用量，分成三次用量或是與三位朋友們分享，以免攝取過量的糖質，引起血糖上升哦！

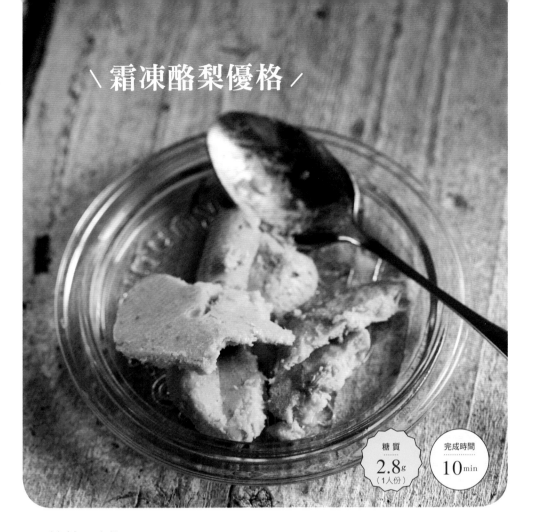

＼ 霜凍酪梨優格 ／

糖質
2.8g
（1人份）

完成時間
10min

[材 料] 3人份

- ◆ 熟酪梨（中）1個
- ◆ 無糖優格 200g
- ◆ 鮮奶油（或豆漿或椰奶）2大匙
- ◆ 赤藻糖醇 40～50g

[做 法]

1　將酪梨用手持攪拌棒磨至泥狀。

2　將全部材料攪拌均勻，放入冰箱冷凍1個小時後，取出，用叉子攪拌，
　　每20分鐘重覆3次，即可享用。

小野 TIPS ....

◉　不冷凍也好吃，但好好地冰鎮！熟酪梨的味道和無糖優格的酸味很合
　　適。上班族早上沒時間吃早餐，可以吃酪梨優格也是好選擇，或者帶
　　一顆酪梨和1盒優格，下午茶時用叉子攪拌著吃，口感有點類似榴槤，
　　但不會有榴槤特有的味道！

附錄 常見食物「含糖量」速查表

食物	糖質燈號	平常使用的基量	糖質量（g）	每100g含的糖質（g）
《飯類》				
白米飯	●	1 碗（150g）	55.3	36.8
糙米飯	●	1 碗（150g）	51.3	34.2
五分粥	●	1 碗（220g）	17.2	7.8
全粥	●	1 碗（220g）	34.3	15.6
飯糰（超商）	●	1 個（120g）	46.8	39
《麵包類》				
吐司	●	1 片（60g）	26.6	44.4
法國麵包	●	1 切片（60g）	32.8	54.8
黑麥麵包	●	1 切片（30g）	14.1	47.1
可頌	●	1 個（50g）	21	42.1
菠蘿麵包	●	1 個（100g）	46.6	46.6
印度薄餅	●	1 個（100g）	45.6	45.6
《麵類》				
烏龍麵	●	1 麵團（250g）	52	20.8
油麵	●	1 麵團（130g）	69.7	53.6
麵線	●	100g	70.2	70.2
蕎麥麵	●	1 麵團（170g）	40.8	24
義大利麵	●	一人分（80g）	55.6	69.5
泡麵	●	1 包（100g）	53	53
米粉	●	1 人分（70g）	55.3	79
《粉類以及其他》				
水餃皮	●	1 片（6g）	3.3	54.3
燒賣皮	●	1 片（3g）	1.7	56.7
饅頭	●	1 個（150g）	75g	50

食物	糖質燈號	平常使用的基量	糖質量（g）	每100g含的糖質（g）
玉米片	●	1 碗（25g）	20.3	81.2
麵粉	●	100g	73.4	73.4
麵筋	●	10g	5.3	53.2
糯米粉	●	1 大匙（9g）	7.2	79.5
《薯類》				
蒟蒻	○	蒟蒻麵 1 包	0.1	0.1
甘藷	●	中 1 個（200g）	58.4	29.2
芋頭	●	中 1 個（100g）	10.8	10.8
馬鈴薯	●	中 1 個（150g）	24.4	16.3
山藥	●	100g	12.9	12.9
冬粉	●	10g	8.3	83.1
《豆類》				
紅豆（乾燥）	●	100g	40.9	40.9
大豆（乾燥）	◐	100g	11.1	11.1
豆腐	◐	1/2 塊（135g）	1.6	1.2
納豆	◐	1 包（50g）	2.6	5.4
乾豆皮	◐	5g	0.3	5.6
無糖豆漿	●	1 杯（300g）	8.7	2.9
天貝	◐	50g	2.6	5.2
豆腐渣	○	50g	1.2	2.3
可可粉	○	10g	1.4	14
《種籽果實類》				
杏仁果	◐	50g	2.5	5
腰果	◐	20 粒	6	20
夏威豆	◐	10 粒	1.2	11.7
核桃	◐	10 個	3	4.2

食物	糖質燈號	平常使用的基量	糖質量（g）	每 100g 含的糖質（g）
松子	●	1 大匙（17g）	2.5	1.2
芝麻	●	1 大匙（6g）	0.3	5.9
花生	●	20 粒	2.4	14.4
巴西果	●	5 粒	0.3	2.4
開心果	●	20 粒	2.3	11.7
南瓜子	●	50g	2.4	4.7
《蔬菜類》				
蘆筍	●	2 根	1.2	2.1
四季豆	●	20 條	4	2.7
毛豆	●	50g	1.9	3.8
碗豆莢	●	20g	0.9	4.5
豌豆	●	20 粒	0.8	7.6
秋葵	●	10 根	1.5	1.6
南瓜	●	100g	17.1	17.1
高麗菜	●	葉片 2 片（100g）	3.4	3.4
小黃瓜	●	1 根	1.9	1.9
牛蒡	●	1/2 根	6.5	9.7
節瓜	●	小 1 根	2.1	1.5
茼蒿	●	200g	1.4	0.7
芹菜	●	100g	2.2	2.2
洋芹菜	●	1 根	1.8	1.4
塌菜	●	200g	0.6	0.3
青江菜	●	200g	1.6	0.8
冬瓜	●	200g	5	2.5
苦瓜	●	1 根（200g）	2.6	1.3
韭菜	●	200g	2.6	1.3
大白菜	●	葉片 2 片（200g）	3.8	1.9
青椒	●	中 1 個（100g）	2.8	2.8
紅椒	●	1/2 個（70g）	3.9	5.6

食物	糖質燈號	平常使用的基量	糖質量（g）	每100g含的糖質（g）
菠菜	○	200g	0.6	0.3
蒜頭	○	2 顆	2.8	20.6
洋蔥	●	100g	7.2	7.2
竹筍	○	100g	2.2	2.2
番茄	●	200g	7.4	3.7
茄子	○	100g	2.9	2.9
油菜花	○	200g	3.2	1.6
紅蘿蔔	●	100g	6.4	6.4
綠豆芽菜	○	1 碗（50g）	0.7	1.3
大豆芽菜	○	1 碗（50g）	0	0
萵苣	○	200g	3.4	1.7
蓮藕	●	100g	13.5	13.5
大陸妹	○	5 張（50g）	0.6	1.2
紅莧菜	○	100g	2.8	2.8
地瓜菜	○			0
白蘿蔔	○	100g	2.7	2.7
玉米	●	1 根（200g）	31	15.5
隼人瓜	○	中 1 個（100g）	3.7	3.7
大頭菜	●	100g	3.2	3.2
空心菜	○	100g	1.2	1.2
絲瓜	○	100g	2.8	2.8
龍鬚菜	○			0
九層塔	○			0
薑	○	10g	0.45	4.5
香菜	○			0
苜蓿芽	○	50g	1.1	2.2
花椰菜	○	100g	2.3	2.3
青花菜	○	100g	0.8	0.8

食物	糖質燈號	平常使用的基量	糖質量（g）	每 100g 含的糖質（g）
《水果類》				
酪梨	🟢	中 1 個	1.6	0.9
草莓	🟡	6 個	5.8	7.1
柿子	⚫	1/2 個（100g）	14.3	14.3
石榴	⚫	1/4 個（100g）	15	15
奇異果	⚫	1 個（120g）	13.2	11
葡萄柚	⚫	1 個（300g）	18	9
櫻桃	⚫	10 個（60g）	8.4	14
西瓜	⚫	1/8 個（300g）	27.6	9.2
梨子	⚫	1/3 個（100g）	10.4	10.4
鳳梨	⚫	1/6 個（200g）	23.8	11.9
香蕉	⚫	1 根（100g）	21.4	21.4
木瓜	⚫	中 1/2 個（150g）	10.9	7.3
葡萄	⚫	200g	30.4	15.2
哈密瓜	⚫	1/2 個（200g）	19.8	9.9
水蜜桃	⚫	1 個（170g）	15.1	8.9
芒果	⚫	1 個（400g）	68	17
蘋果	⚫	1 個（200g）	26.2	13.1
檸檬汁	🟡	1 大匙（15g）	1.2	8.6
百香果	🟡	中 1 個	6	11
荔枝	⚫	1 個（30g）	4.7	15.5
釋迦頭	⚫	中一個（200g）	34	17
芭樂	🟡	中 1 個（300g）	14.4	4.8
火龍果	🟡	100g	14	14
棗子	⚫	1 個（150g）	30	20
蓮霧	⚫	一個（50g）	3.9	7.7
波羅蜜	⚫	100g	19	19
榴蓮	⚫	100g	25	25
椰奶	🟡	50g	1.3	2.6

食物	糖質燈號	平常使用的基量	糖質量（g）	每100g含的糖質（g）
《菇類》				
金針菇	●	50g	1.9	3.7
香菇	●	3朵（50g）	0.7	1.4
冬菇	●	3朵（10g）	2.3	22.4
鴻喜菇	●	50g	0.6	1.1
滑菇	●	30g	0.6	1.9
杏鮑菇	●	3根（60g）	1.8	3.1
蠔菇	●	5朵（50g）	1.8	3.6
舞菇	●	50g	0	0
蘑菇	●	3個	0	0
木耳（乾）	●	5g	0.5	13.7
銀耳（乾）	●	5g	0.4	12.7
《海藻類》				
海苔	●	1片	0.2	8.3
調味海苔	●	1小包	0.5	16.6
海帶芽	●	乾2g	0.1	6.2
昆布（浸泡後）	●	50g	3.5	6.9
寒天粉	●	2g	0	0
《乳品類》				
牛奶	●	1杯（250g）	12	4.8
低脂牛奶	●	1杯（250g）	13.8	5.5
鮮奶油	●	100g	3.1	3.1
優格（無糖）	●	100g	4.9	4.9
帕瑪森起司	●	1大匙（15g）	0.3	1.9
一般起司	●	1片（20g）	0.3	1.3
康門貝爾起司	●	1/6片（20g）	0.2	0.9
奶油起司	●	1/2盒（125g）	3	2.3

食物	糖質燈號	平常使用的基量	糖質量（g）	每 100g 含的糖質（g）
《蛋類》				
雞蛋	●	1 個（50g）	0.1	0.3
皮蛋	●	1 個	0	0
鴨蛋	●	1 個	0	0
《肉類》				
牛肉	●			0.1～0.5
豬肉	●			0.1～0.3
雞肉	●			0
《加工肉》				
牛肉乾	●	50g	3.2	6.4
火腿	●	1 片（20g）	0.3	1.3
培根	●	2 片（50g）	0.2	0.3
維也納香腸	●	2 根（20g）	1.2	3
法蘭克福香腸	●	1 根（50g）	3.1	6.2
《魚貝類》				
魚	●			0～0.3
蛤蜊	●	200g	0.8	0.4
鮑魚	●	1 個（100g）	4	4
牡蠣	●	6 個（100g）	4.7	4.7
蜆	●	50g	2.2	4.3
干貝	●	4 個（100g）	4.9	4.9
甲殼類	●			0～0.4
《魚漿製品》				
蟹肉風味條	●	1 條（20g）	1.9	9.2
甜不辣	●	100g	5.6	13.9
魚肉鬆	●	20g	8.7	43.8

食物	糖質燈號	平常使用的基量	糖質量（g）	每100g含的糖質（g）
《調味料》				
無糖醬油	●	1 小匙（6g）	0.6	10.1
醬油膏	●	1 小匙（6g）	1.2	19
味醂	●	1 小匙（6g）	2.6	43.2
番茄醬	●	1 大匙（15g）	3.9	25.6
日式美乃滋	●	1 大匙（12g）	0.2	1.7
淡色味噌	●	1 大匙（18g）	5.7	32
黑茶色味噌	●	1 大匙（18g）	3.1	17.1
XO 醬	●	1 大匙（18g）	5.8	32.2
豆瓣醬	●	1 大匙（20g）	0.8	3.6
日式咖哩醬	●	1 人份（25g）	10.3	41
蠔油	●	1 大匙（18g）	3.3	18.1
《酒類》				
啤酒	●	1 罐（350ml）	10.9	3.1
白酒	●	1 杯（100g）	2	2
紅酒	●	1 杯（100g）	1.5	1.5
清酒	●	200g	9	4.5
紹興酒	●	50g	2.6	5.1
燒酒	●		0	0
蘭姆酒	●		0	0
伏特加	●		0	0
白蘭地	●		0	0
威士忌	●		0	0
梅酒	●	100g	20.7	20.7
杜松子酒	●		0	0
玫瑰葡萄酒	●	1 杯（100g）	4	4

吃一周就有感 醫師娘終生瘦用減醣料理

Family 健康飲食 HD5041X

作　　者／小野千穗
監　　製／Werner Krag、黃火盛
選 書 人／林小鈴
主　　編／陳玉春

行銷經理／王維君
業務經理／羅越華
總 編 輯／林小鈴
發 行 人／何飛鵬

出　　版／原水文化出版
　　　　　台北市民生東路二段141號8樓
　　　　　電話：（02）2500-7008　　傳真：（02）2502-7676
　　　　　E-mail：bwp.service@cite.com.tw
發　　行／英屬蓋曼群島商家庭傳媒股份有限公司城邦分公司
　　　　　台北市中山區民生東路二段141號2樓
　　　　　書虫客服服務專線：02-25007718；25007719
24小時傳真專線：02-25001990；25001991
服務時間：週一至週五9:30～12:00；13:30～17:00
讀者服務信箱E-mail：service@readingclub.com.tw
劃撥帳號／19863813；戶名：書虫股份有限公司
香港發行／香港灣仔駱克道193號東超商業中心1樓
電話：852-25086231 傳真：852-25789337
電郵：hkcite@biznetvigator.com
馬新發行／城邦（馬新）出版集團41, JalanRadinAnum, Bandar Baru Sri Petaling,
57000 Kuala Lumpur, Malaysia.
電話：603-905-78822 傳真：603- 905-76622 電郵：cite@cite.com.my

美術設計／罩亮設計工作室
封面設計／許丁文
插　　畫／盧宏烈
攝　　影／子宇影像工作室‧徐榕志
攝影助理／子宇影像工作室‧阿原
製版印刷／科億資訊科技有限公司
初版一刷／2017年10月17日
初版四刷／2017年11月8日
二版二刷／2020年11月6日
定　　價／450元
978-986-94517-8-9（平裝）
EAN：4717702099299

國家圖書館出版品預行編目資料

吃一周就有感 醫師娘終生瘦用減醣料理 / 小
野千穗著. -- 初版. -- 臺北市：原水文化出版：
家庭傳媒城邦分公司發行, 2019.12
面；　公分. -- (Family健康飲食；HD5041X)
ISBN 978-986-94517-8-9(平裝)

1.健康飲食 2.食譜

411.3　　　　　　　　　　　　　　106015550

本書特別感謝廠商友情贊助：

旭蒟蒻 http://www.asahi-ya.com.tw/page/custom1
地址：桃園市蘆竹區長興路一段109號 電話：03-321-4488

牧大畜牧場 http://www.md-farm.com.tw/index.html
地址: 台南市後壁區新嘉里白沙屯130號之9 電話：06-6623768